TRAITÉ DE LA SUPPURATION,

Par M. QUESNAY, *Ecuyer, Membre de l'Academie Royale des Sciences, de la Societé Royale de Londres, &c. Medecin Consultant du Roi, & premier Medecin ordinaire de* SA MAJESTE' *en survivance.*

A PARIS,

Chez la Veuve D'HOURY, Imprimeur-Libraire de Mgr. le Duc d'Orléans, rue Saint Severin, près la rue S. Jacques.

M DCC. LXIV.

AVEC APPROBATION ET PRIVILEGE DU ROY.

P. B.

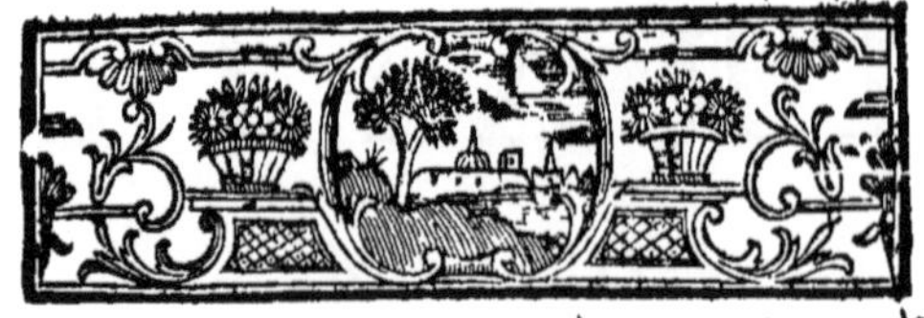

A MONSEIGNEUR LE COMTE DE NOAILLES.

Grand d'Espagne de la Premiere Classe, Lieutenant Général des Armées du Roi, Prince de Poix, Marquis de Mouchy, d'Arpajon & du Bouchet, Chevalier des Ordres de la Toison d'Or & de Malthe, Gouverneur & Capitaine des Chasses des Ville, Châteaux & Parcs de Versailles, Marly, & dépendances, &c. &c. &c.

MONSEIGNEUR,

Les vûes que vous avez eues sur moi, m'ont permis de croire que vous m'aviez jugé digne d'y répondre : L'ambi-

tion de confirmer, s'il étoit possible, une opinion qui m'honore, s'est jointe au désir d'être utile à l'humanité, lorsque j'ai entrepris l'Ouvrage que j'ose mettre sous votre Protection; heureux, si j'avois rempli ces deux objets! Loin que je regarde l'homage que je vous en fais aujourd'hui, MONSEIGNEUR comme un moyen de m'acquitter en quelque sorte de la reconnoissance que je vous dois; je ressens au contraire, comme un nouveau bienfait, la permission que vous m'avez donné d'y placer votre illustre nom; on ne le verra point au commencement de cet Ouvrage, ſans ſe rappeller ces rares vertus qui ſont juger ſi favorablement de ceux à qui vous permettez de vous approcher, & ces lumieres ſupérieures qui décident la réputation des hommes dont vous protegez les talens. Et vous mettez le comble à vos bontés, en daignant accorder d'auſſi précieux avantages à l'attachement & au reſpect avec leſquels je ſuis,

MONSEIGNEUR,

Votre très-humble & très-obéïſſant Serviteur,
QUESNAY.

TABLE
DES CHAPITRES.

PREMIERE PARTIE.

SECTION I.

SECTION II.

SECTION III.

EXTRAIT DES REGISTRES
De l'Académie Royale des Sciences.

Du 17 Janvier 1753.

MESSIEURS DE JUSSIEUX le Cadet & MALOUIN, qui avoient été nommés pour examiner le *Traité des Fiévres*, par M. QUESNAY, en ayant fait leur rapport, l'Académie a jugé cet Ouvrage digne de l'impression: En foi de quoi j'ai signé le present Certificat. A Paris le 21 Janvier 1753. *Signé* GRANDJEAN DE FOUCHY, Sécrétaire perpétuel de l'Académie Royale des Sciences.

APPROBATION.

J'AY lû par ordre de Monseigneur le Chancelier, un Manuscrit intitulé: TRAITE' DE LA SUPPURATION ET DE LA GANGRENE, où je n'ai rien trouvé qui puisse en empêcher l'impression. A Paris, le premier Juillet 1748, *signé* BRUHIER.

PRIVILEGE DU ROY.

LOUIS, par la grace de Dieu, Roi de France & de Navarre, à nos amés & féaux Conseillers, les Gens tenans nos Cours de Parlement, Maîtres des Requêtes ordinaires de notre Hôtel, Grand Conseil, Prevôt de Paris, Baillifs, Sénéchaux, leurs Lieutenans Civils, & autres nos Justiciers qu'il appartiendra: SALUT, Nos bien amés LES MEMBRES DE L'ACADEMIE ROYALE DES SCIENCES de notre bonne Ville de Paris, nous ont fait exposer qu'ils auroient besoin de nos lettres de Privilege pour l'impression de leurs Ouvrages A CES CAUSES, voulant favorablement traiter les Exposans, Nous leur avons permis & permettons par ces presentes de faire imprimer, par tel Imprimeur qu'ils voudront choisir, toutes les Recherches ou Observations journalieres, ou Relations annuelles de tout ce qui aura été fait dans les Assemblées de ladite Académie Royale des Sciences, les Ouvrages, Mémoires ou Traités de chacun des Particuliers qui la composent, & generalement tout ce que ladite Académie voudra faire paroître, après avoir fait examiner lesdits Ouvrages, & jugé qu'ils sont dignes de l'impression, en tels volumes, forme, marge, caracteres, conjointement ou séparément, & autant de fois que bon leur semblera, & de les faire vendre & débiter par tout notre Royaume pendant le tems de VINGT années consécutives, à compter du jour de la date des presentes; sans toutefois qu'à l'occasion des Ouvrages ci-dessus spécifiés il puisse en être imprimé d'autres qui ne soient pas de ladite Académie. Faisons défenses à toutes sortes de personnes, de quelque qualité & condition qu'elles soient, d'en introduire d'impression étrangere dans aucun lieu de notre obéïssance; comme aussi à tous Libraires & Imprimeurs d'imprimer ou faire imprimer, vendre, faire vendre & débiter lesdits Ouvrages, en tout ou en partie, & d'en faire aucunes traductions ou extraits, sous quelque prétexte que ce puisse être, sans la permission expresse & par écrit desdits Exposans, ou de ceux qui auront droit d'eux, à peine de confiscation des Exemplaires contrefaits, de trois mille livres d'amende contre chacun des contrevenans, dont un tiers à Nous, un tiers à l'Hôtel-Dieu de Paris, & l'autre tiers ausdits Exposans, ou à celui qui aura droit d'eux, & de tous dépens, dommages & interêts, à la charge que ces presentes seront enregistrées tout au long sur le registre de la Communauté des Libraires & Imprimeurs de Paris, dans trois mois de la date d'icelles; que l'impression desdits Ouvrages sera faite dans notre Royaume, & non ailleurs, en bon papier & beaux caracteres, conformément aux Reglemens de la Librairie; qu'avant de les exposer en vente, les manuscrits ou Imprimés qui auront servis de copie à l'impression desdits Ouvrages, seront remis ès mains de notre très-cher & féal Chevalier le sieur DAGUESSEAU, Chancelier de France, Commandeur de nos Ordres, & qu'il en sera ensuite remis deux Exemplaires dans notre Bibliotheque publique, un en celle de notre Château du Louvre, & un en celle de notredit très-cher & féal Chevalier le sieur DAGUESSEAU, Chancelier de France, le tout à peine de nullité desdites presentes: du contenu desquelles vous mandons & enjoignons de faire jouir lesdits Exposans, & leurs ayans cause, pleinement & paisiblement, sans souffrir qu'il leur soit fait aucun trouble ou empêchement. Voulons que la copie des presentes qui sera imprimée tout au long, au commencement ou à la fin desdits Ouvrages, soit tenue pour dûement signifiées, & qu'aux copies collationnées par l'un de nos amés, féaux Conseillers & Secretaires, foi soit ajoûtée comme à l'original. Commandons au premier notre Huissier ou Sergent sur ce requis, de faire pour l'exécution d'icelles tous actes requis & nécessaires, sans demander autre permission, & nonobstant clameur de Haro, Charte Normande, & Lettres à ce contraires: CAR tel est notre plaisir. DONNE' à Paris le dix-neuviéme jour du mois de Mars, l'an de grace mil sept cent cinquante, & de notre Regne le trente-cinquiéme. Par le Roi en son Conseil. MOL.

Registré sur le registre XII. de la Chambre royale & syndicale des Libraires & Imprimeurs de paris, N°. 430, fol. 309, conformément au reglement de 1723, qui fait défenses, article 4, à toutes personnes, de quelque qualité qu'elles soient, autres que les Libraires & Imprimeurs, de vendre, débiter, & faire afficher aucuns livres pour les vendre, soit qu'ils s'en disent les Auteurs ou autrement; à la charge de fournir à la susdite Chambre huit Exemplaires de chacun, prescrits par l'art. 108 du même reglement. A paris, le 5 Juin 1750. Signé LEGRAS, Syndic.

CESSION.

JE soussigné reconnois avoir cedé au sieur Charles-Maurice d'Houry, Libraire-Imprimeur de Mgr. LE DUC D'ORLEANS, mon droit au present privilege, pour les Ouvrages intitulés: *Traité des Fiévres, Traité de la Saignée, Traité de la Suppuration*, & *Traité de la Gangrene*, suivant l'accord fait entre nous. A Paris, le 9 Juin 1751, *signé* QUESNAY.

TRAITE

TRAITÉ
DE LA
SUPPURATION.

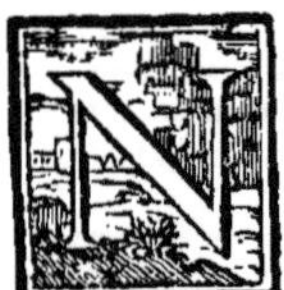

NOS humeurs subissent souvent des changemens qui leur font perdre leur forme naturelle, ou du moins les principales qualités qui les caractérisent ; & lorsque ces humeurs ainsi défigurées, s'écoulent par solution de continuité, nous appellons cet écoulement *Suppuration* (*a*). Si les humeurs de la suppu- Ce que c'est que suppuration.

(*a*) On voit par-là qu'on ne doit pas placer sous le genre de la suppuration certains écoulemens d'humeurs, lesquelles s'échapent par des solutions de continuité sous leur forme naturelle ; tels sont l'écoulement de la salive dans les playes où les vaisseaux qui conduisent cette humeur ont été coupés :

ration n'ont pas d'issue exterieure, qu'elles se rassemblent, & soient retenues dans l'interieur d'une partie du corps, on donne à cette collection le nom d'*abscès* : Mais si elles sont dispersées dans les vaisseaux d'une partie, & chassées du corps par des issues naturelles, cette dispersion & cette expulsion s'appelle *résolution*.

Deux genres de suppuration.

La purulente ou louable.

Les humeurs que la suppuration produit, se rapportent principalement à deux genres : On réduit le premier genre à celles qui prennent une couleur uniforme, matte, presque blanche, une consistance liée, égale, & un peu épaisse, qui sont sans ténaci-

l'écoulement de la synovie dans les plaies des articles où la capsule est ouverte; tel étoit aussi cet écoulement de lymphe que fournissoit un abscès ouvert à l'aîne, & que Ruisch arrêta par compression; tel étoit encore l'écoulement chyleux & fort abondant que M. de la Motte a vû arriver à une playe à la suite d'une amputation; tel étoit pareillement cet écoulement de lait, que Borrichius dit que fournit un ulcere fait par un cautere au bras d'une femme, &c. Si on rapportoit ces humorrhagies ou ces flux d'humeurs à la suppuration, on n'en devroit pas exclure, non-plus les hémorrhagies. Mais pour éviter la confusion, il faut distinguer tous ces differens écoulemens d'avec la suppuration.

té, sans odeur & sans acrimonie remarquable. Ces matieres, quoique revêtues d'une forme étrangere qui les exclud du nombre de nos humeurs naturelles, ne sont pas mal-faisantes tant qu'il ne leur arrive point d'autre alteration qui les dégrade, elles sont mêmes utiles pour procurer la guerison de toute solution de continuité où la régénération des chaires est nécessaire : De-là vient que les Anciens ont donné à ces matieres le nom de *suppuration louable*; & ce sont ces mêmes matieres que nous appellons *pus*.

On renferme sous le second genre les humeurs dépravées qui forment une suppuration désavantageuse, & qui ne sont assujetties à aucune couleur ni consistance particulieres, qui tantôt sont glaireuses & épaisses, tantôt très-fluides, & comme dissoutes, qui quelquefois sont fort lympides, d'autres fois d'une couleur obscure; elles sont souvent sanguinolentes : assez ordinairement tous ces caracteres se trouvent ensemble; ainsi la consistance de ces matieres est alors fort inégale & leur couleur fort variée : Mais leurs caracteres les plus insépa- La putride.

rables sont la puanteur & l'acrimonie, qui dénotent une suppuration vicieuse, & atteinte du moins de quelque dégré de putréfaction.

Ces deux genres de matieres établissent évidemment deux genres de suppuration, sçavoir, une suppuration purulente & une suppuration putride. Ces deux suppurations nous prescrivent l'ordre que nous devons tenir dans ce Traité, ainsi nous le diviseront en deux parties. Nous allons examiner dans la premiere, la suppuration purulente ; & nous tâcherons de donner dans la suite la seconde partie, qui comprendra la suppuration putride. Mais il est à propos auparavant, de faire des recherches sur les causes, les especes & la cure de la gangrene, parce que ces connoissances peuvent beaucoup contribuer à l'intelligence de cette derniere espece de suppuration. Ainsi, je me prépare à donner un Traité sur la Gangrene, immédiatement après celui de la suppuration purulente.

PREMIERE PARTIE.

SECTION PREMIERE.

De la Suppuration purulente & de ſes eſpeces.

Deux ſortes de ſuppurations purulentes.

ON n'a jamais remarqué que le pus qui ſe raſſembe pour produire un abſcès, ſe ſoit formé ſans inflammation (*a*); mais il s'en produit ordinairement dans les ſolutions de continuité, un autre qui ſemble differer de celui des abſcès, en ce qu'il ſe forme ſans qu'aucune inflammation paroiſſe y contribuer, & qu'il ne ſemble être fourni que par un ſimple écoulement d'humeur qui a la forme de pus. Ainſi nous ſommes obligés de reconnoître deux ſortes de pus, dont l'une eſt cauſée par inflammation, & l'autre par l'action organique particu-

(*a*) Mémoire ſur les vices des humeurs, troiſiéme partie.

liere des chaires qui se reproduisent dans les solutions de continuité.

CHAPITRE PREMIER.

Du pus formé par l'action des chairs qui se reproduisent dans les solutions de continuité.

LE pus qui paroît se former sans qu'aucune inflammation manifeste y ait part, est celui qui s'écoule d'une partie dont les chairs sont divisées & privées de leur tégument naturel; tel est le pus qu'une playe avec perte de substance fourni pendant tout le tems de la régénération des chairs, sans qu'il y ait dans la partie blessée aucune inflammation remarquable, & quelquefois même lorsqu'il s'y trouve des dispositions fort opposées à l'inflammation; nous en avons un exemple bien remarquable dans les playes des amputations qu'on fait dans des gangrenes de cause interne, où l'action des vaisseaux artériels du moignon se trouve souvent si affoiblie, qu'à peine peut-elle entretenir la fluidité & la circulation du ſang ; cependant les playes de ces amputations fourniſſent aſſez ordinairement une ſuppuration purulente qui procure une régénération ſuivie d'une cicatrice qui fait un progrès aſſez rapide. Il ſe peut donc former du pus dans une partie dont les chairs paroiſſent entierement privées d'inflammation, enſorte qu'il ſemble que ce pus ne ſoit fourni que par une ſimple humorrhagie, c'eſt-à-dire, par un ſimple écoulement d'un ſuc naturel qui a la forme de pus. Cependant nous ne connoiſſons parmi nos humeurs aucun ſuc de cette nature.

Formation du pus produit par la régénération des chairs.

Quelle eſt la cauſe qui produit ce pus ? Dépend-t'elle de l'action des vaiſſeaux, ou de quelque mouvement ſpontané, ou de l'impureté des humeurs ? car nous ne connoiſſons que ces trois genres de cauſes qui puiſſent changer l'état naturel de nos humeurs ; il faut donc que nous examinions auquel de ces trois genres elle appartient.

Il eſt certain qu'elle ne dépend pas de l'impureté des humeurs ; car l'eſpece de ſuppuration dont il s'agit, eſt la ſuppuration ordinaire de toute ſolution de continuité, qui ſe remplit de nouvelles chairs : Or on ne peut pas ſuppoſer en tout tems & dans toutes ſortes de ſujets un genre particulier d'impureté dans les humeurs, pour pouvoir produire conſtamment cette ſuppuration.

Il eſt évident auſſi qu'elle ne peut être cauſée par aucun mouvement ſpontané ; car on n'a jamais remarqué que nos humeurs abandonnées à ces mouvemens, ſe convertiſſent en pus ; elles reçoivent alors au contraire des changemens très-oppoſés à ceux qui leur arrivent dans la ſuppuration purulente.

Le pus eſt formé par l'action organique des chairs qui ſe régénerent.

Ce pus dont nous cherchons la cauſe, ne peut donc être qu'un effet de l'action des vaiſſeaux ; mais comme cet effet n'a lieu que dans les ſolutions de continuité où les chairs ſe reproduiſent, il eſt viſible qu'elle dépend du changement que ces ſolutions de continuité occaſionnent, & entretiennent dans les vaiſſeaux & dans leur action. Nous ſommes de plus aſſurés que cette ſuppuration purulente dépend néceſſairement de la vie & de l'action organique des chairs qui la produisent : Car l'experience nous prouve journellement que les bonnes qualités de ce pus naissent toujours du bon état des chairs, puisque toutes les fois que les chairs sont défectueuses, la suppuration est toujours vicieuse. A la vérité, la suppuration peut être vicieuse, indépendamment de l'état des chairs qui suppurent, parce qu'un vice intérieur du corps & des humeurs peut causer une mauvaise suppuration : Mais lorsque la cause d'une suppuration ne réside que dans la partie qui suppure, elle dépend toujours du mauvais état des chairs, & c'est toujours aussi de-là que le Chirurgien doit tirer ses indications : Qu'il enleve les mauvaises chairs, ou qu'il les rétablisse dans un bon état, il obtiendra une bonne suppuration : C'est, comme on le verra, à ce point de vûe, que doit se rapporter la cure des ulceres où les suppurations sanieuses ne sont pas entretenues par des causes intérieures. Il est donc certain que les bonnes qualités de cette suppuration purulente dépend essentiellement de la vie & de l'action organique des chairs qui régénerent. Mais

Principale indication, à remplir dans la cure des ulceres.

nous ne pouvons point examiner présentement en quoi consiste la disposition particuliere de ces chairs, par laquelle elles produisent ce genre de suppuration purulente; il faudroit auparavant que nous fissions sur la régénération des chairs, les recherches nécessaires pour découvrir le méchanisme de cette opération de la nature. Ces recherches nous conduiroient trop loin; nous tâcherons d'y satisfaire dans la suite : Il suffit que nous ayons constaté ici que cette espece de pus ne peut être produite que par l'action des vaisseaux, & qu'il n'est pas nécessaire pour cet effet que cette action augmente, du moins sensiblement, en force ou en vîtesse, puisque ce pus se produit sans aucune inflammation apparente.

Cette action, quoique modérée, cause dans les humeurs qui fournissent la matiere de ce pus, un changement qui ne permet plus de les reconnoître. Ce changement à la vérité, peut ne consister que dans un alliage particulier des sucs qui continuent de s'échapper jusqu'à ce que la solution de continuité qui leur livre le passage soit entierement refermée;

Ainsi, dans cette espece de suppuration, tout l'effet de l'action organique des vaisseaux où elle s'opere, se réduiroit à empêcher la dépravation de ces sucs, & à former par leur mêlange un pus louable, c'est-à-dire, une humeur utile & même nécessaire pour procurer la reproduction des chairs qui doivent remplir la solution de continuité. Il y a même beaucoup d'apparence que ce changement se borne à peu-près à ce mêlange, ou que du moins il altere peu la forme des sucs qui composent ce pus, qu'il nous la cache seulement par le mêlange de ces sucs réunis & confondus ensemble.

On ne peut en effet soupçonner ici qu'un changement proportionné à l'action organique des vaisseaux, qui produit ce genre de suppuration; car cette action est la seule cause efficiente de ce pus, qui nous soit inconnue: Or cette action organique nous paroît en pareil cas trop moderée pour pouvoir causer une altération fort considérable dans les sucs employés à produire le pus que fournit ce genre de suppuration. Cette suppuration n'est donc, pour ainsi-dire, qu'une espece d'humorrhagie, ou écoulement d'une humeur composée, qu'on peut regarder en quelque sorte comme naturelle, quoique produite par un nouveau mêlange de différens sucs, qui peuvent avoir pris ensemble un nouvel état, ou un nouvel assemblage de qualités, qui indépendamment d'aucune perversion, semblent former, ou forment effectivement une humeur d'un genre particulier, exprès pour satisfaire au besoin dans la régénération des chairs.

Sucs qui entrent dans la composition du pus qui se forme dans la régénération des chairs.

Il y a une difference si sensible entre ce pus & toutes les humeurs que nous connoissons qui composent la masse du sang, qu'on ne peut le prendre pour aucune de ces humeurs en particulier, qu'en supposant qu'une de ces humeurs eût subi un changement qui ne permît plus de la reconnoître : Mais une humeur seule ne peut être aussi défigurée que par une cause qui en change foncierement la forme : Or nous ne voyons point ici, comme nous l'avons déjà remarqué, de cause suffisante pour produire un tel changement : C'est pourquoi nous n'avons pu attribuer la difference qu'il y a entre ce pus & nos humeurs, qu'à un mêlange intime de plusieurs sucs ; mêlange qui peut lui seul suffire pour composer un liquide different de nos humeurs ordinaires, même sans causer aucune altération considérable dans les sucs dont il est composé. Mais ces sucs sont tellement confondus, qu'il est très-difficile de sçavoir quels sont ceux qui entrent dans cette composition ; cependant nous pouvons en reconnoître quelques-uns par certains caracteres ou certaines propriétés qui les désignent.

Ce pus est extrêmement lubrifiant & relâchant ; & les Praticiens se sont quelquefois apperçus qu'il s'aigrit un peu par le croupissement. Ce genre de dépravation prouve qu'il s'y mêle du moins quelque peu des sucs gélatineux : Mais la propriété lubrifiante & relâchante de cette humeur prouve sur-tout qu'il y entre beaucoup de sucs muqueux ; peut-être aussi qu'il s'y joint quelque peu de sucs graisseux, car ces sucs peuvent aussi contribuer beaucoup à rendre ce pus fort relâchant. Ce qui peut encore nous faire conjecturer que ce pus doit entraîner des sucs graisseux, c'est qu'il eſt principalement fourni, comme nous le prouverons ailleurs (*a*), par le tiſſu cellulaire des graiſſes, dont les véſicules ouvertes & fort faciles à relâcher ne peuvent ſe refermer que par la cicatrice, qui termine la guériſon de la ſolution de continuité. Ce ſont donc vraiſemblablement ces trois genres de ſucs qui entrent dans la compoſition de cette ſorte de pus; mais les ſucs muqueux paroiſſent ſur-tout y dominer, car ce ſont ces ſucs mêmes que la nature forme pour lubrifier & couvrir les parties qui ont beſoin d'enduit.

Il n'eſt pas douteux que quelque peu d'autres ſucs plus ſuſceptibles de pourriture ne s'y mêlent auſſi; car lorſque cette humeur croupit un peu long-tems, la pourriture s'en empare, & ſe manifeſte enfin très-ſenſiblement.

Il ne faut pas confondre, comme nous l'avons déjà remarqué, ce pus avec quelqu'autres ſucs qui peuvent s'écouler ſéparément dans une même ſolution de continuité. Je ne parle pas du ſang, car il eſt trop facile à

(*a*) Ci-après, lorſque nous parlerons de la régénération des chairs.

distinguer pour s'y méprendre. La lymphe peut tromper plus facilement. Ruysch, comme nous l'avons déjà dit, parle d'une humorrhagie lymphatique, qui fournissoit par un abscès à l'aîne qu'on avoit ouvert, un écoulement fort abondant. Cet Anatomiste qui fut appellé après quelque tems en consultation, reconnut la source de cet écoulement, & la détourna sur le champ, en comprimant au-dessous de la plaie le vaisseau lymphatique qui étoit ouvert. Lorsque les vaisseaux qui conduisent la salive sont coupés dans les plaies de la face, ils fournissent des écoulemens de salives considérables; mais ces humorrhagies sont fort connues, & on les distingue aisément.

Quoique l'espece de pus dont il s'agit ici, paroisse par sa consistance & par sa couleur de même nature que celui qui est produit par l'inflammation, il doit être cependant fort different; car étant beaucoup moins travaillé que ce dernier par le jeu des vaisseaux, il doit être bien moins susceptible de dépravation putride.

Difference entre le pus d'inflammation & le pus d'humorrhagie.

Ce pus contribue beaucoup, com-

Usage du pus qui se forme

dans la régénération des chairs.

me nous l'avons dit, à la guérison de la solution de continuité qui le fournit ; il humecte & relâche les chairs qui doivent augmenter pour la remplir : Sans cette liqueur, & les précautions que nous prenons pour la conserver, ces chairs se dessécheroient au lieu de se régénérer. C'est ce qui oblige plusieurs animaux, sur-tout les chiens, à mouiller fréquemment leurs plaies. Les chairs de ces plaies étant découvertes & desséchées par l'air, causent un tiraillement douloureux qui engage ces animaux à se lécher & à répandre beaucoup de salive sur la plaie & aux environs : Si vous voulez vous en convaincre, examinez la plaie d'un chien aussi-tôt qu'il l'a léchée, vous la trouverez, & les parties qui l'avoisinent, tellement mouillées, que vous concevrez facilement quel doit être l'effet de cette espece de remede.

CHAPITRE II.

Du Pus produit par inflammation.

L'INFLAMMATION est un excès de chaleur excitée dans les humeurs par l'action trop violente des arteres qui agissent sur ces humeurs, soit que ces mêmes humeurs soient arrêtées dans une partie, comme dans le phlegmon, soit qu'elles circulent librement comme dans la fiévre.

La cause immédiate de l'inflammation consiste dans l'action des arteres, celle d'aucun autre genre de vaisseaux n'est capable de produire cet excès de chaleur; aucune partie du corps privée de vie, aucune humeur extravasée ne peuvent être par conséquent susceptibles d'inflammation, ni même de suppuration purulente: Les parties qui sont peu fournies d'arteres, comme la substance propre du cerveau, des nerfs, des tendons, des os, en sont par la même raison peu susceptibles; le foie, la rate & les autres parties où les veines dominent beaucoup ſur les arteres, ſont très-peu expoſées à des abſcès ſimplement purulens, parce que la production du pus dans les inflammations eſt, comme nous l'expliquerons, l'effet immédiat de l'action des arteres qui agiſſent ſur les humeurs mêmes qu'elles contiennent : C'eſt de l'agitation exceſſive qu'elles y cauſent, que réſulte le pus qui forme les abſcès à la ſuite des inflammations, & les dépôts à la ſuite des fiévres. C'eſt un fait trop connu pour nous arrêter à le prouver, & les preuves les plus préciſes que nous pourrions rapporter n'ont point échappé aux Obſervateurs, comme on le voit par ces deux Vers.

Durities, pulſus, rubor, & dolor & calor aucti,

Signant pus fieri, ſed factum dicta remiſſa.

Toute inflammation qui ſe termine par réſolution produit du pus.

Mais cet effet de l'action violente des arteres préſente une difficulté qu'on n'a point encore examinée, qui eſt de ſçavoir ſi l'inflammation ne produit du pus que lorſqu'elle eſt ſuivie d'abſcès ou d'un écoulement purulent remarquable. Nous ne parlons préſentement que de l'inflammation particuliere d'une partie, car nous nous ſommes expliqués allieurs ſur l'inflammation générale (*a*). Si nous pouvions déterminer, ſelon le dégré de l'inflammation, le tems qui eſt néceſſaire pour la formation du pus, nous ſerions quaſi certains qu'il s'en forme dans toutes les inflammations, qui dureroient aſſez de tems pour le produire, quoique ces inflammations ne fuſſent pas ſuivies d'abſcès; mais nous ne pouvons point connoître ce tems exactement, nous pouvons ſeulement nous fonder ſur les cas où la ſuppuration qui ſuit les inflammations s'eſt le plus promptement manifeſtée par quelque commencement de collection de pus: Or nous avons des exemples où cette ſuppuration s'eſt déclarée fort vîte. Car nous liſons dans le Traité d'Operations de M. de Garengeot, qu'un coup d'épée à la main attira de l'inflammation, & que M. le Dran, qui le deuxiéme jour di-

(*a*) Mémoire ſur les vices des humeurs, troiſiéme partie.

lata cette playe enflammée, trouva déjà du pus formé & rassemblé. La suppuration purulente qui survient aux playes récentes, & qui commence presque toujours par une légere inflammation, se déclare ordinairement le deux ou le troisiéme jour de cette inflammation. On voit donc par ces exemples qu'une inflammation commence à produire du pus presque dès les premiers jours; Néanmoins il y a beaucoup d'inflammations qui durent long-tems, & qui se terminent sans donner aucune marque de suppuration, c'est-à-dire sans former d'abscès; mais on ne peut pas conclure de-là que ces inflammations ne produisent pas du pus : Car il faudroit prouver que toute inflammation qui produit du pus doit se terminer par suppuration, c'est-à-dire, doit former par solution de continuité une collection ou un écoulement remarquable. J'avoue qu'on a toujours pensé que l'inflammation ne produit point de pus, lorsqu'elle ne suppure point. Mais il faut ranger cette opinion parmi beaucoup d'autres qui sont si prévenantes, qui, quoique très-mal fondées, elles n'ont point été examinées, parce qu'elles ont paru incontestables.

C'est dans les arteres même que se forme le pus dont il s'agit presentement ; je veux dire le pus qui est produit par inflammation ; & ce pus est certainement plus fluide que le sang qui se trouve avec lui dans ces mêmes arteres. Car nous voyons que dans les suppurations purulentes qui suivent les inflammations, le pus se rassemble & s'écoule seul ; cette humeur sort donc alors des arteres par des issues qui ne peuvent donner passage au sang qui se trouvoit confondu avec lui dans ces vaisseaux ; Or ces issues ne peuvent être que celles qui fournissent un passage aux fluides que les capillaires arteriels déposent continuellement dans le tissu des graisses, ou dans des vaisseaux qui ne reçoivent que des sucs privés de sang : Ainsi ces capillaires arteriels ne peuvent-ils pas pendant une inflammation, déposer dans ces vaisseaux ou dans ce tissu la plus grande partie du pus qui se forme, & si la cause qui arrête dans ces capillaires la circulation du sang, se dissipe, le sang qui reprend son cours, n'entraînera-t'il pas dans les routes de la circulation, le pus qui restoit confondu avec lui. Ce pus qui auroit été formé pendant cette inflammation, & qui en partie a été déposé dans le tissu des graisses, & en partie entraîné avec le sang par le torrent de la circulation, doit-il nécessairement se rassembler, & produire un abscès ? C'est à quoi se réduit la question que nous avons proposée, sçavoir, s'il n'y a que les inflammations suivies de suppuration sensible qui produisent du pus : Or il est visible que celui qui est entraîné avec le sang par la circulation, ne doit point produire de suppuration sensible ; il n'y a donc que celui que les arteres ont déposé dans le tissu des graisses ou dans les autres vaisseaux, qui puisse s'extravaser hors de ce tissu ou de ces vaisseaux, & se réunir pour former un abscès. Mais cette extravasation ne me paroît point inévitable ; il semble au contraire que cette humeur doit regagner avec les sucs qui circulent dans ces vaisseaux ou dans ce tissu, la masse du sang, plutôt que de s'extravaser & former un abscès : Car nous voyons que dans la résolution des échymoses, le sang qui est répandu dans ce même tissu peut, quoique plus grossier que l'humeur purulente, rentrer dans les voies de la circulation par les communications de ce tissu avec les veines. Nous appercevons qu'il se résout, par sa couleur qui s'affoiblit peu à peu, & qui s'efface enfin entierement; ce n'est que par cette couleur qui s'affoiblit & qui disparoît, que la résolution du sang répandu dans le tissu cellulaire est remarquable. Mais nous n'avons pas des preuves aussi sensibles de la résolution de l'humeur purulente qui peut s'infiltrer dans ce même tissu, & rentrer dans les voies de la circulation, parce que la couleur de cette humeur, qui est peu différente de celle des sucs qui remplissent ordinairement le tissu des graisses, ne la fait point appercevoir.

Les inflammations qui se terminent par résolution causent une œdême purulente.

Cependant l'infiltration de cette liqueur semble d'abord assez se manifester par le caractere un peu œdémateux qui survient plus ou moins à toutes les inflammations, lorsqu'elles se terminent par résolution; & la disparition de cette disposition œdémateuse marque assez que l'humeur qui s'étoit infiltrée est rentrée dans les voies de la circulation ; mais cette même disparition ne marque point assez clairement quelle est cette humeur infiltrée qui se résout alors, & elle n'a pas même suffi, faute d'attention de la part des Observateurs, pour faire soupçonner une résolution de l'humeur purulente qui a pu se former pendant l'inflammation ; je dis, faute d'attention, car il n'est pas possible qu'une résolution de ce genre ait été jusqu'ici entierement inconnue. Nous avons des exemples très-remarquables d'abscès même qui se sont résouts par cette voie. Il n'y a pas long-temps que j'ai été témoin d'un cas singulier dans ce genre. M. de la Peyronie fit mettre dans les remedes un vérolé qui avoit un bubon, où une fluctuation fort sensible marquoit un amas considérable de pus, c'est-à-dire, un abscès bien formé, & en état d'être ouvert ; cependant M. de la Peyronie instruit par d'autres expériences sur ces sortes d'abscès, ne jugea pas à propos qu'on l'ouvrît : Il prétendit, contre le sentiment ordinaire, que cet abscès pourroit se dissiper sans suppuration extérieure.

rieure. M. de la Peyronie ne fut pas plus inquiet sur l'infection des matieres purulentes de ce bubon, que de l'infection générale des humeurs, parce que la dépuration que le spécifique devoit procurer seroit universelle. Cet abscès disparut en effet avec tous les autres accidens de la maladie. M. de la Peyronie a souvent traité de la même maniere, & avec les mêmes succès, des ankyloses véroliques abscédées. L'opération du mercure aide sans doute beaucoup à cette résolution ; Car nous trouvons dans les Auteurs (*a*) plusieurs exemples d'abscès, & même d'un autre genre que ceux dont on vient de parler, qui sont dissipés par des onguens ou des emplâtres chargés de mercure. La nature opere quelquefois aussi cette résolution sans le secours des remedes. Une femme avoit eu (*b*) une inflammation au bras, fort considérable, qui se termina par un abscès. On se décida un soir à ou-

(*a*) Guy de Chaul. Traité des Tumeurs, Denis Pomares dans les Observations de Riviere, obs. 1. Thieri de Hery, pag. 108. Le même, pag. 209, &c.

(*b*) Ephem. dec. 3. an. 2.

vrir cet abſcès le lendemain ; mais la nature prévint l'opération, la malade alla vingt cinq fois à la ſelle pendant la nuit, elle jetta par cette évacuation une grande quantité de pus, l'abſcès s'évanouit entierement, & cette femme ſe trouva guérie. Les Obſervateurs (*a*) nous parlent de beaucoup d'abſcès formés dans differens viſceres ou dans differentes parties du corps, qui ſe ſont évacués de même par la voie des urines, des ſelles, des narines, &c. (*b*) On remarque quelquefois dans les viſceres des cicatrices qui prouvent qu'il y a eu des cavités cauſées par du pus ou d'autres ſucs épanchés qui ſe ſont réſous. M. de la Peyronie a remarqué de pareilles cicatrices dans le foie ; Wepfer en a

(*a*) Ephem. Dec. 3. an. 5 & 6. obſ. 281. pag. 635. La Motte, obſ. 50. & 60. Zodiac, tom. 1. pag. 142. Moinichen, obſ. 3. Wiel, cent. 1. obſ. 34. Salmut. cent. 1. obſ. 28. Zacutus. Luſ. l. 2. obſ. 172. Marchetis. obſ. Medico Chir. 64. Bonet. Bibli. ch. 5. obſ. 39. cent. 1. obſ. 78. Fab. Hild. Rodius, &c. Bor. l. 1. obſ. 17. Ephemer. tom. 1. obſ. 39.

(*b*) Wiel. cent. 1. obſ. 26. Cet Auteur donne l'Hiſtoire d'un abſcès placé au col extérieurement, qui fut évacué par les narines.

aussi trouvé dans le cerveau. Le pus des plaies & des ulceres reflue souvent dans la masse du sang, & en est chassé aussi par quelques excrétoires. Il suffiroit de citer sur ce sujet Paré (*a*) qui rapporte plusieurs exemples de plaies, dont le pus rentroit dans les voies de la circulation, & que les malades évacuoient par les selles & par les urines. L'écoulement de la suppuration par ces plaies étoit alors suspendu ; mais lorsque cette suppuration se rétablissoit, les urines & les selles cessoient de fournir du pus. Dans le doute que ce pus ne vînt de quelqu'autre source cachée intérieurement, qui pût communiquer avec ces voies, notre Observateur ouvrit le cadavre d'un de ces malades, il n'y découvrit aucune suppuration intérieure. On trouve de pareilles observations dans l'Anatomie-Pratique de Blancard & dans d'autres Auteurs (*b*). Hottinger donne sur le même sujet une Histoire assez curieuse d'un ulcere, dont les matieres prirent leur chemin par la voie des urines, & formerent une espece de gonorrhée qui termina l'ul-

(*a*) L. 17. chap. 51.
(*b*) Obs. 10.

cere (*a*). On voit donc par tous ces faits, que la résolution des matieres purulentes qui rentrent dans les voies de la circulation, & qui sont évacuées par divers secrétoires, n'a pas entierement échappé aux yeux des Observateurs, sur-tout la résolution des sucs purulens qui ont déjà pris cette consistance grossiere & ordinaire au pus qui produit des suppurations sensibles : Car c'est dans ces suppurations que cette résolution peut être fort remarquable ; aussi n'est-ce gueres que dans ces cas qu'ils l'ont apperçue avec évidence.

Cependant elle ne peut arriver alors que très-difficilement, parce que le pus qui ne tient sa grande fluidité que de l'action des arteres, ou que des sucs avec lesquels il peut se mêler dans les vésicules du tissu cellulaire, prend une consistance épaisse, lorsqu'il sort de ce tissu & se rassemble. La solution de continuité par laquelle il s'échappe, & le lieu où il se dépose, en facilite la collection dans les abscès, ou l'écoulement dans les plaies & dans les ulceres ; ainsi il est alors facilement

(*a*) Eph. dec. 3. an. 9. & 10.

rejetté hors des voies de la circulation ; & par le désordre qu'il cause, soit dans le tissu cellulaire, soit ailleurs où il se rassemble & croupit, il détruit ou se ferme toute voie de communication avec la circulation , & se creuse des cavités qui le contiennent facilement , ou bien il trouve des issuës dans les plaies & dans les ulceres par lesquelles il peut s'écouler. Toutes ces circonstances rendent donc cette résolution peu fréquente & peu facile à comprendre dans cet état de suppuration ; c'est pourquoi elle a alors plus étonné qu'instruit ceux qui l'ont observée. Mais puisqu'elle arrive quelquefois très-visiblement malgré tous ces obstacles, on peut présumer qu'elle doit arriver beaucoup plus souvent dans les cas où ces obstacles ne se trouvent point, & où toutes les circonstances doivent la favoriser, c'est-à-dire , lorsqu'une inflammation se termine, comme on dit , par résolution : Pourra-t'on même douter qu'elle n'ait lieu, du moins dans les inflammations qui ne se dissipent pas promptement ? Quand on fera attention que toutes les fois que les inflammations durent un peu de tems, & que l'humeur purulente peut s'échapper d'une maniere qui la laisse appercevoir, nous remarquons que ces inflammations ne manquent jamais de produire du pus : Car comme nous l'avons déjà prouvé, la production de cette humeur se manifeste même jusques dans les fiévres (*a*). Si dans les inflammations qui se terminent par résolution, cette humeur échappe à nos sens, la présence de la cause qui la produit si constamment, je veux dire, l'inflammation, suffit ici pour nous assurer de l'existence de cette matiere qui se dérobe à nos yeux : Car nous ne voyons dans ces inflammations aucune cause extraordinaire qui puisse en pareil cas, empêcher la production.

La matiere purulente qui, lors de la résolution de l'inflammation, s'infiltre ou se disperse dans le tissu des graisse, & qui rentre dans les voies de la circulatioh, n'est pas toujours évacuée par voie d'excrétion. Souvent elle se dépose sur quelque viscere, quelquefois même sur quelque partie extérieure fort éloignée de sa

(*a*) Mémoire sur les vices des humeurs. I. vol. des Mém. de l'Académie de Chirurgie.

ſource. Dans une pleuréſie (*a*) qui parut entierement diſſipée, les crachats ſe ſupprimerent auſſi-tôt qu'ils eurent commencé à paroître ; & cette ſuppreſſion fut ſuivie d'un dépôt à la jambe, qui fournit incontinent un pus bien conditionné. On a vu auſſi pluſieurs fois des abſcès fort remarquables & prêts à ouvrir, ſe tranſporter entierement d'une partie ſur une autre. Ainſi l'humeur purulente que produiſent les inflammations, peut prendre des routes fort différentes, puiſque quelquefois elle s'écoule par une ſolution de continuité qui lui fournit extérieurement un paſſage, comme font les plaies ; d'autres fois elles forment un abſcès dans la partie enflammée ; d'autres fois elle rentre immédiatement, ou à l'aide du tiſſu cellulaire, dans les voies de la circulation, & s'échappe par les ſecrétoires, ou bien elle ſe dépoſe ſur quelque partie : D'autres fois elle pénetre ſans ſolution de continuité apparente à travers la partie enflammée, & ſort par exudation, comme dans l'ophtalmie & dans beaucoup d'autres cas, car on

(*a*) Moinichen. Voyez Bonet, Bibl. de Chir. cent. 1. obſ. 77.

a vu quelquefois des abſcès extérieurs bien formés, ſe diſſiper fort ſenſiblement par cette eſpece d'exudation, ſoit que la matiere ſe fût percée des iſſuës imperceptibles à travers la peau, ſoit que les vaiſſeaux ſecrétoires de cette partie lui ayent fourni le paſſage.

Terminaiſon des inflammations. Réſolution, Abſcès, Déliteſcence, Métaſtaſe, Détumeſcence, Endurciſſement, Gangrene.

Il nous eſt facile après ce détail, de faire ſentir la différence qu'il y a entre la ſuppuration, la réſolution & la déliteſcence dans les inflammations : Car dans la réſolution, l'humeur purulente ſe diſperſe dans le tiſſu cellulaire, & regagne les voies de la circulation : Dans la ſuppuration, elle s'ouvre des voies par leſquelles elle s'échappe d'une maniere ſenſible, ou bien elle ſe creuſe dans le même tiſſu cellulaire une capacité où elle ſe raſſemble, & forme un abſcès. Dans l'un & dans l'autre cas, cette humeur enveloppe & entraîne avec elle l'âcre fronçant qui a cauſé l'inflammation (*a*) : Au contraire, dans la dé-

(*a*) Cette inviſcation eſt remarquable par exemple, dans la petite vérole : Car on ſçait que le pus retient l'hétérogêne qui a cauſé les puſtules ; en effet, on eſt aſſuré par les expériences de l'inoculation, que ce pus étant

litescence, l'inflammation disparoît avant qu'elle ait produit assez de matiere purulente, pour envelopper l'hétérogène qui a excité cette même inflammation : C'est pourquoi cette délitescence n'est qu'une fausse guérison, qui est suivie de quelqu'autre maladie ou d'une nouvelle inflammation qui s'empare d'une autre partie. Il arrive souvent que la délitescence n'est pas suivie de cette *métastase*, & qu'elle se borne à une simple *détumescence* ou dissipation de la tumeur inflammatoire dès les premiers tems de l'inflammation, sans aucune suite fâcheuse, ensorte que cette *détumescence* est une terminaison parfaite, & une véritable guérison.

La délitescence n'est pas toujours une mauvaise terminaison.

Mais cette terminaison prompte & favorable n'a lieu que dans les inflammations bénignes, où l'hétérogène qui les cause peut être expulsé ensuite par les voies naturelles des excrétions, & elle n'arrive guéres que par les secours de l'art, & particulierement par le moyen des saignées précipitées & abondantes qui réussissent

introduit dans les vaisseaux d'une personne saine, l'hétérogène se développe au bout de quelques jours, & cause de pareilles pustules.

ordinairement dans certaines ſquinancies, & dans quelques inflammations des viſceres, mais rarement dans la pleuréſie, dans la péripneumonie, &c. où malgré les ſaignées promptement multipliées, l'inflammation ne cede que dans le tems de la réſolution purulente, lequel s'étend ordinairement juſqu'au ſeptiéme ou au neuviéme jour de la maladie. Les phlegmons ou les inflammations qui occupent principalement le tiſſu cellulaire des graiſſes, ne cedent pas facilement non-plus aux ſaignées, & elles ſe terminent ordinairement par abſcès, parce que l'inflammation qui occupe ce tiſſu, fait obſtacle à la réſolution purulente, c'eſt-à-dire, à la diſperſion du pus qui s'infiltre dans ce même tiſſu; alors il l'engorge, le rompt & forme un abſcès. Les éréſipeles ou les inflammations vaſtes de la peau ſe terminent plus facilement par déliteſcence; mais cette terminaiſon eſt ordinairement ſuivie alors de métaſtaſes plus dangereuſes que l'éréſipele même.

Il y a deux autres terminaiſons de l'inflammation qui ne ſont pas favorables, l'endurciſſement & la gangrene ; la premiere n'arrive gueres qu'aux inflammations des parties glanduleuſes, où l'humeur qui s'y filtre s'arrête & s'endurcit facilement. La terminaiſon par gangrene eſt rarement, comme nous le prouverons dans le Traité de la Gangrene, un effet de l'inflammation, mais preſque toujours de la malignité de l'hétérogêne qui cauſe l'inflammation, & qui l'éteint, en éteignant la vie de la partie enflammée ; ainſi ce n'eſt point, comme nous le prouverons ailleurs, de l'inflammation même qu'on doit tirer les indications qu'on a à remplir pour éviter cette fâcheuſe terminaiſon. Cette remarque eſt très-eſſentielle dans la pratique, tant en Médecine qu'en Chirurgie.

Si le pus peut s'augmenter par lui-même.

Il nous reſte encore à examiner, par rapport à la production du pus, un fait qui a contribué beaucoup à nous cacher la véritable cauſe qui produit cette humeur. C'eſt la propriété qu'on attribue aux matieres purulentes, de pouvoir s'augmenter par elles-mêmes, lorſqu'elles ſont raſſemblées & retenues dans quelques parties du corps ; car on croit que le pus qui eſt formé, peut convertir, comme par contagion en pus, les humeurs sur lesquelles il peut agir. C'est conformément à cette idée qu'on se sert si familierement en Chirurgie de cette expression, *le pus fait le pus.* Il est certain que le pus qui est retenu dans un abscès, ou qui croupit dans le fond d'une plaie ou d'un ulcere, paroît presque toujours se multiplier prodigieusement, sur-tout lorsqu'il séjourne dans un lieu où il y a beaucoup de graisses : Car lorsque le pus croupit dans une partie, elle est bientôt atteinte de quelque commencement de dépravation putride, qui suffit d'ordinaire pour causer un extrême désordre dans le tissu cellulaire des graisses; ce sont les sucs que ce tissu répand à mesure qu'il est détruit, & les débris de ce tissu même, qui se mêlent & se confondent avec les matieres purulentes retenues, qu'on prend pour une augmentation de pus, & qui ont fait penser que le pus est contagieux, c'est-à-dire, qu'il a la propriété de communiquer à nos autres sucs, son état & sa forme.

Comment se fait l'augmentation du pus.

Cependant cette augmentation arrive, comme nous venons de le voir, par un changement très-opposé à une véritable propagation de cette humeur, puiſqu'elle eſt l'effet ; 1°. d'une putréfaction ſourde, qui a déjà fait, du moins en partie, dégénerer l'humeur purulente de ſa forme propre, c'eſt-à-dire, de la forme qu'elle a reçue immédiatement de l'inflammation. 2°. Du mêlange d'autres ſucs étrangers à cette humeur ; ainſi, loin que ces ſucs prennent alors le caractere & la forme de l'humeur purulente, celle-ci dégenere de ſon état naturel, & il réſulte de cette eſpece de ſuppuration une humeur mixte atteinte d'un commencement de dépravation putride ; tel eſt le pus que fourniſſent les abſcès, formé d'abord par l'inflammation, altéré enſuite par une dépravation putride dans le foyer où il eſt retenu, & où il acquiert de mauvaiſes qualités, & y détruit les parties ſolides, du moins les plus délicates, & ſe confond avec differens ſucs, qui en ſe figeant lui donnent une conſiſtance un peu épaiſſe ; mais ces ſucs étant moins ſuſceptibles que lui, de putréfaction, ils retardent un peu le progrès de la dépravation putride dont il eſt déjà atteint.

SECTION II.

Cure de la Suppuration Purulente causée par Inflammation.

CETTE cure consiste, 1°. à s'opposer à la suppuration, s'il convient, & s'il est possible de l'empêcher. 2°. A la procurer ou à l'aider, quand elle est avantageuse ou inévitable.

CHAPITRE PREMIER.

Cure de l'Inflammation par résolution.

L'EXTINCTION de la cause humorale qui excite une inflammation, seroit la terminaison la plus avantageuse que nous pourrions obtenir pour guérir cette inflammation. Si nous possédions un antidote capable de détruire immédiatement cette cause, nous arrêterions le mal dans son principe ; mais un remede si avantageux a échappé jusqu'à présent à toutes nos tentatives ; nous sommes obligés d'abandonner cette cause, & de combattre seulement la maladie, c'est-à-dire, l'inflammation qu'elle produit : Alors la résolution de cette maladie est le genre de terminaison la plus sûre & la plus favorable que nous puissions tenter, du moins dans les inflammations extérieures & dans toutes celles qui occupent des parties, dont les fonctions sont essentielles à la vie, & où l'inflammation peut causer en peu de temps la perte du malade, car alors la délitescence, quoique suspecte de métastase, seroit préférable à la résolution purulente qui n'arrive qu'au dernier terme de l'inflammation, qui parcourt tous ses tems & tous ses dégrés ; mais lorsque la cure de l'inflammation est moins pressante, & lorsqu'on ne peut pas obtenir une terminaison anticipée, la résolution purulente est sur-tout dans le dernier cas, la terminaison la plus avantageuse.

La résolution est la terminaison des inflammations la plus sûre & la plus favorables.

Il y a même une espece d'inflammation, je veux dire, l'éréfipele, où nous ne devons presque jamais éviter de prendre cette voye, la suppuration qui est l'autre genre de terminaison que l'art peut procurer avantageuse-

Elle convient sur tout à l'éréfipele.

ment dans plusieurs cas, réussit ordinairement très-mal dans cette espece d'inflammation. On pourroit quelquefois craindre moins la gangrene, sur-tout si les procedés du Chirurgien avoient plus de part à cette gangrene, que la cause même de l'érésipele; car quoiqu'on regarde la gangrene comme la terminaison des inflammations la plus redoutable, elle est en pareil cas plus traitable que l'ulcere rebelle, dans lequel l'érésipele qui suppure dégénere ordinairement. Les suites de cet ulcere sont souvent beaucoup plus fâcheuses que celles de la gangrene: Celle-ci fait périr promptement la partie enflammée, c'est-à-dire, la peau, & elle se borne ensuite facilement; l'ulcere ne détruit pas moins la partie malade en la rongeant, & souvent on ne peut en arrêter le progrès que fort difficilement.

Pourquoi la suppuration est fâcheuse dans l'érésipele.

On peut entrevoir pourquoi les inflammations érésipélateuses sont si peu susceptibles d'une suppuration louable. La peau qui est leur siége, est extrêmement garnie de glandes & de tuyaux excrétoires, qui sont toujours remplis de beaucoup de sucs excrémenteux qui se dépravent facilement.

L'évacuation de ces sucs est empêchée par l'inflammation qui occupe leur passage, ils s'accumulent & séjournent dans leurs tuyaux excrétoires où ils sont exposés alors à une chaleur très-vive qui augmente beaucoup leur acrimonie.

L'humeur purulente qui est produite par l'inflammation dans le tissu de la peau, & qui ne se mêle pas comme dans la suppuration du phlegmon avec les sucs graisseux, n'est pas suffisante par elle-même pour envelopper & amortir ces matieres excrémenteuses devenues trop âcres & trop abondantes, si dans cet état d'inflammation ces matieres déchirent leurs petits tuyaux, rompent le tissu extérieur de la peau, & détachent l'épiderme, il en résulte une suppuration où ces sucs excrémenteux dominent sur l'humeur purulente. Ils irritent extrêmement la surface de la peau qui est entamée & sujette à leur action, cette irritation suscite souvent une évacuation excessive de ces mêmes sucs. La peau découverte en est inondée ; ces matieres excrémenteuses qui y séjournent, & qui sont exposées à l'impression de l'air, ſe dépravent & acquierent une acrimonie dévorante qui produit un ulcere rongeant, dont on a quelquefois beaucoup de peine à arrêter le progrès. Ces ſucs corroſifs ne ceſſent ordinairement de creuſer la peau, que lorſque les ſecrétoires qui les fourniſſent ſont entierement détruits; mais ils ne trouvent pas les mêmes bornes aux bords de l'ulcération, parce qu'il s'y trouve toujours des tuyaux ſecrétoires en partie déchirés ou rongés, qui peuvent perpétuer leur effuſion. De-là viennent ces ulceres ambulans & ſuperficiels qui naiſſent des éréſipeles qui ſe terminent par la ſuppuration.

Nous devons donc, dans la cure de ces inflammations, nous oppoſer autant qu'il eſt poſſible à cette fâcheuſe terminaiſon, & employer toutes les reſſources de l'art pour en obtenir une autre plus favorable, qui eſt la réſolution. La ſituation de cette inflammation ſeconde nos vues; car l'humeur purulente que l'éréſipele produit dans les petits canaux de la peau, ne s'accumule & ne ſe raſſemble pas auſſi facilement que celle que produit le phlegmon, lequel s'étend beaucoup dans le tiſſu des graiſſes; alors ce tiſſu enflammé retient, comme on l'a déjà dit, cette humeur, elle s'y déprave & rompt ce même tissu qui est très-délicat. Il est vrai que dans l'érésipele l'humeur purulente peut aussi s'infiltrer en partie dans le tissu des graisses, mais en moindre quantité que dans le phlegmon, & ce tissu étant moins enflammé, le mouvement des sucs qui parcourent ces cellules est aussi moins empêché; ainsi l'humeur purulente peut suivre leur cours; & si une partie de cette humeur enfile les tuyaux secrétoires, de-là elle peut facilement, par le moyen de ces tuyaux, être évacuée avec l'humeur de la transpiration.

La suppuration est fort redoutable dans les inflammations internes.

La suppuration des inflammations internes est presque toujours mortelle, à moins que le pus qui forme l'abscès ne trouve des voies qui lui fournissent facilement une issuë; & dans ce dernier cas même, la suppuration est encore redoutable, parce que l'abscès peut s'ouvrir de façon qu'il retienne une partie des matieres purulentes, & ces matieres retenues peuvent causer la mort du malade, sans qu'on puisse le secourir : Ainsi la résolution est la seule terminaison qu'on doive avoir en vue dans la cure des inflammations internes qui n'admettent pas ordinairement de terminaisons anticipées, telles que la délitescence ou la simple détumescence.

La résolution des inflammations extérieures malignes est à craindre.

Lorsque la cause d'une maladie maligne, ou du moins une portion de cette cause se dépose sur une partie extérieure, & y produit une inflammation, une terminaison anticipée, & la résolution purulente même d'une telle inflammation sont suspectes, on craint que cette cause ne produise, en rentrant dans les voies de la circulation, de nouveaux accidens beaucoup plus fâcheux que l'inflammation. Cette crainte paroît effectivement bien fondée, par rapport à tous les dépôts inflammatoires qui se forment dans des maladies manifestement malignes; car lorsque ces inflammations sont produites par une cause humorale fort abondante, extrêmement maligne, l'humeur purulente que forment ces inflammations, peut n'être pas suffisante pour se saisir entierement de cette cause, & l'envelopper de maniere qu'étant rentrée dans les voies de la circulation, elle ne puisse s'y dégager ni y causer aucun désordre.

On a donc raiſon dans ce doute, de préférer la ſuppuration à la réſolution ; mais les Anciens avoient étendu trop loin ce précepte, en recommandant de prendre le même parti pour toutes les tumeurs inflammatoires des glandes des aines, des aiſſelles & des parotides ; ils regardoient mal-à-propos ces glandes comme des émonctoires ou des égoûts deſtinés pour la dépuration du ſang ; les tumeurs inflammatoires qui occupoient ces parties, leur paroiſſoient formées par les impuretés du ſang qui s'engageoit dans ces glandes, & auxquelles il étoit important de procurer une iſſuë par la ſuppuration. Aujourd'hui on s'eſt affranchi de ces préjugés, on n'héſite plus à procurer, autant qu'on le peut, la réſolution de ces tumeurs ; cette terminaiſon paroît d'autant plus sûre, même dans des dépôts qui arrivent dans le cours d'une fiévre, qu'on a ſouvent vu, en pareil cas, des inflammations qui occupoient ces parties, ſe diſſiper d'elles-mêmes, ſans que cette réſolution ait eu de mauvaiſes ſuites, ſur-tout quand ces inflammations ne diſparoiſſoient pas trop tôt, c'eſt-à-dire, quand elles ne disparoissent pas avant qu'elles ayent eu le tems de former assez d'humeur purulente pour envelopper la cause ou l'âcre qui les a produites, car autrement cette espece de terminaison seroit plutôt une délitescence qu'une résolution, & par conséquent une terminaison suspecte.

CHAPITRE II.

Indications à remplir pour éviter la Suppuration des Tumeurs inflammatoires.

CES indications se réduisent à deux ; sçavoir, à combattre l'inflammation, & à dissiper lœdême purulent qu'elle produit.

Premiere Indication à remplir pour prévenir la Suppuration.

On satisfait à cette premiere indication, qui consiste précisément à combattre l'inflammation par des remedes généraux & par des remedes topiques : Ces derniers sont de deux genres, répercussifs & relâchans.

CHAPITRE III.

Premier genre de Topiques Antiphlogistiques.

Les Répercussifs.

Ce que c'est que médicament répercussif.

LES répercussifs sont des remedes qui répriment l'inflammation en modérant le jeu des arteres de la partie enflammée, & en excitant dans ces arteres une contraction qui exprime & renvoye dans les vaisseaux voisins ou collatéraux qui sont libres, une portion de sang qui engorge la partie enflammée.

Deux genre de répercussifs.

Sédatifs & astringens.

Ainsi ces remedes sont tout ensemble sédatifs & astringens; mais les uns sont plus sédatifs, & les autres sont plus astringens; c'est pourquoi nous en ferons deux classes, & nous nommerons sédatifs ceux dont le principal effet est de modérer l'action des vaisseaux, & qui ne sont astringens, que parce que bridant l'action de ces mêmes vaisseaux, ils diminuent l'agitation & la raréfaction qu'elle produit dans les liqueurs, & par-là ils diminuent aussi la dilatation que cette raréfaction cause dans les vaisseaux; ainsi ils ne sont astringens que par accident. La classe des répercussifs astringens renferme ceux qui resserrent immédiatement le calibre des vaisseaux, & en expriment les liquides qui y sont renfermés.

On s'apperçoit facilement que les remedes de cette derniere classe sont sédatifs aussi; car en resserrant les vaisseaux, ils contraignent & moderent leur action : C'est pour cette raison que les remedes astringens ont toujours été placés parmi les remedes rafraîchissans.

Deux genres de propriété des répercussifs.

Ces deux propriétés de répercussifs; sçavoir, 1°. de modérer l'action des vaisseaux & la raréfaction des liquides, 2°. de resserrer le calibre des vaisseaux, & d'en exprimer les sucs enflammés, doivent diminuer sensiblement l'ardeur, la rougeur & le volume de la tumeur. C'est ce qui avoit fait penser aux Anciens que ces remedes repoussoient le sang qui affluoit dans la partie enflammée. De-là vient qu'ils leur ont donné le nom de répercussifs.

Pourquoi les Anciens les ont appellés répercussifs.

Mais

Mais rigoureusement parlant, cette propriété n'appartient qu'aux répercussifs astringens, qui, comme nous l'avons dit, chassent dans les vaisseaux de la partie enflammée où la circulation est encore libre, le sang qui engorge les autres vaisseaux de cette même partie où le cours de ce fluide est arrêté.

Idée de l'action répercussive de ces remedes.

Cette expulsion se doit faire principalement par les ramifications capillaires de ces vaisseaux engorgés, car les loix de la circulation n'admettent point d'autres voies pour dégorger le sang arrêté dans les vaisseaux où son passage est fermé, que les branches collatérales qui sortent de ces mêmes vaisseaux au-dessus de l'endroit où ce passage est fermé; & où le sang s'accumule.

On peut cependant ne pas la rejetter entiérement l'idée des Anciens, qui, parce qu'ils ignoroient ces loix, croyoient que le sang étoit repoussé vers la partie d'où il venoit. La contraction des capillaires artériels causée par des astringens, comprime les petites colomnes du sang arrêté dans ces capillaires, & cette contraction empêche alors ces petites colomnes de s'élargir, & de céder à l'effort du ſang que la circulation continue d'envoyer dans ces vaiſſeaux engorgés : Or, cette réſiſtance peut, par la continuité du liquide, s'étendre dans les arteres au-delà de l'engorgement, & obliger dès-là, preſque tout le ſang qui arrive dans ces arteres, à ſe détourner dans les branches où la circulation eſt libre ; ainſi ce fluide qui auroit augmenté l'engorgement, eſt repouſſé par cette contraction, & forcé en partie de prendre d'autres routes.

Cette même contraction peut auſſi, en reſſerrant les capillaires fermés & engorgés, empêcher qu'ils ne compriment les autres capillaires artériels voiſins où la circulation ne feroit arrêtée que par cette compreſſion. Ces capillaires qui peuvent ſe trouver engorgés juſques dans le lacis vaſculaire qu'ils forment par leurs dernieres ramifications, ne ſe trouvant plus comprimés, le ſang en eſt chaſſé par le reſſerrement que ces remedes cauſent dans ce lacis, où les communications entre les capillaires ſont prodigieuſement multipliées. Ainſi ces capillaires mis en contraction peuvent se dégager par toutes les communications qui ne se trouvent point fermées ou froncées par la cause de l'inflammation. C'est principalement par ce méchanisme que les répercussifs diminuent si sensiblement la tumeur & la rougeur de la partie enflammée, & c'est par ces effets que la propriété répercussive de ces topiques a été si généralement observée par tous les Praticiens qui nous ont précédé.

Il est certain que tous les capillaires artériels de la partie enflammée ne sont pas fermés, car autrement cette partie périroit bientôt par l'excès de l'engorgement. On comprend aisément aussi qu'il n'est pas même nécessaire que le plus grand nombre le soit, pour augmenter extrêmement le volume & la rougeur de la partie : On sçait d'ailleurs combien les ast ingens expriment fortement le sang d'une partie sur laquelle ils agissent. Quand on mange des alimens où le vinaigre, par exemple, domine, la couleur vermeille des levres s'éteint. Les chairs d'une playe les plus rouges deviennent pâles aussi lorqu'on les touche avec ce même astringent. Ainsi il n'est pas douteux que les répercussifs ne puissent diminuer & ne diminuent en effet l'abondance du sang dans une partie enflammée : En diminuant ce fluide, ils diminuent aussi par conséquent la matiere qui peut s'enflammer & se transformer en pus par l'inflammation ; d'où il s'ensuit qu'ils doivent beaucoup s'opposer à la formation de l'humeur purulente, & par conséquent à la suppuration.

Les répercussifs ont un autre effet qui me paroît aussi avantageux que ceux dont on vient de parler, qui est, qu'en bridant le jeu des vaisseaux, ils moderent l'inflammation. L'humeur purulente ne peut se former que difficilement & fort lentement, elle a le temps de s'infiltrer & se disperser dans le tissu des graisses où elle est déposée, alors elle n'engorge point assez ce tissu pour le rompre & y former un abscès. Ainsi ces remedes doivent beaucoup faciliter la résolution ; mais peut-être retardent-ils cette terminaison, en retardant la formation de l'humeur purulente, qui relâche & ouvre les passages fermés. Cependant ils peuvent aussi, en combattant l'inflammation, l'éteindre ou la réprimer tellement, qu'ils procurent une terminaison prématurée, quelquefois avantageuse, d'autres fois moins favorable que la résolution, quelquefois même plus fâcheuse que la maladie. Ainsi il faut être très-attentif aux effets avantageux ou désavantageux de ces remedes, pour en régler l'usage avec intelligence.

Enfin les répercussifs, sur-tout les répercussifs rafraîchissans, aigrelets, acerbes, austeres, peuvent par les sels qu'ils contiennent, mitiger dans les inflammations de la peau, l'humeur de la transpiration retenue dans les secrétoires, où elle est exposée à l'ardeur de l'inflammation qui la déprave & qui augmente son acrimonie alcalescente. Ainsi cette acrimonie peut être modérée par ces sels qui sont du genre du sel tartareux aceteux : non-seulement ces remedes peuvent convenir par cette propriété dans les inflammations érésipélateuses, mais encore dans les autres inflammations que ce genre d'acrimonie pourroit causer ou entretenir; pourvû que leurs effets ne s'étendent pas trop loin, & qu'en répercutant, ils ne causent pas une délitescence fâcheuse, ou qu'en fixant par leur astriction, ils ne condensent les humeurs & n'occasionnent pas un endurcissement, ou qu'en réprimant la chaleur ils ne l'éteignent pas tellement, qu'ils attirent la gangrene dans la partie enflammée.

Inflammation où les répercussifs ne conviennent pas.

Ainsi on doit les éviter dans les inflammations malignes & dépuratoires, où la délitescence est à craindre, dans les inflammations des parties glanduleuses où l'endurcissement arrive facilement; dans les grands engorgemens inflammatoires, & dans les inflammations fort-ardentes & caustiques, dans les inflammations languissantes, livides & compactes, où l'on doit être en garde contre la gangrene.

RÉPERCUSSIFS SÉDATIFS.

Ces remedes sont de deux sortes, les uns sont stupéfians, comme *la Jusquiame*, *les Solanum*, *les feuilles de Pavot*, *l'Opium*, *la Mandragore*. L'application de ces puissans narcotiques sur une partie enflammée, demande beaucoup de circonspection, parce que si ces remedes brident trop les esprits, la partie qui est engorgée peut tomber facilement en gangrene. Le plus sûr est de ne jamais les employer que mêlés avec des topiques d'un autre genre. Les autres sont regardés comme simplement rafraîchissans, comme *la laitue*, *le pourpier*, *la morgeline*, *le fray de grenouille*, *les préparations de Saturne*, *le nénuphar*, *l'oxicrat fort léger*, *le petit lait.* Je ne mets pas au rang de ces remedes le froid actuel, comme l'air froid, la neige, l'eau froide, parce qu'on a remarqué qu'un froid subit est pernicieux dans tous les cas où le sang est raréfié & enflammé, sur tout lorsque ce froid est considérable; on peut en voir un exemple notable dans Fabricius. (*a*) Nous en citerons encore d'autres dans notre Traité sur la Gangrene qui ne sont pas moins remarquables. Le sel de Saturne est aussi un remede suspect, parce qu'il est ennemi des nerfs, & qu'il tend à gangrener les parties sur lesquelles il agit; car on a remarqué que pris intérieurement, il cause souvent la mortification dans les intestins après y avoir excité des coliques ou des douleurs atroces. Ce sel en interdisant le

(*a*) Gangrene, chap. 4.

mouvement des arteres, ne laiſſe pas d'agir avec beaucoup d'acrimonie ſur les nerfs, c'eſt pourquoi il cauſe de grandes douleurs dans une partie ſans y exciter d'inflammation; ainſi ce remede peut, en arrêtant le mouvement des arteres, diminuer l'inflammation ſans modérer la douleur, ce qui le rend encore moins recommandable. On ne doit donc gueres s'en ſervir que mêlé avec d'autres remedes qui ſoient capables de corriger ou d'affoiblir ſa malignité. Mais les autres ſédatifs conviennent beaucoup au commencement des inflammations fort vives, qui ne ſont pas ſuſpectes de malignité, dont la chaleur dépend de la force de l'inflammation, & non d'une acrimonie purulente, ce qu'on doit bien diſtinguer dans la cure de ces maladies, ſur-tout dans la cure des éréſipeles, où l'on prend ſouvent pour chaleur d'inflammation, une ardeur d'acrimonie qui tend à la mortification, & qu'il faut corriger & modérer par les relâchans & adouciſſans, ſur-tout par l'application fréquente de lait tiede où l'on ajoûte un peu de camphre bien pulvériſé, ou diſſout avec le jaune d'œuf, & que l'on augmente à proportion que l'inflammation devient suspecte de gangrene.

RÉPERCUSSIFS ASTRINGENS.

Répercussifs astringens. Leur espece.

Ces remedes différent beaucoup entr'eux par rapport à leur degré de force ; c'est pourquoi nous serons obligés de les ranger en trois classes. Nous rapporterons à la premiere ceux qui sont légérement astringens, *comme la décoction de plantain, de roses rouges & d'autres plantes un peu astringentes & aigrelettes, l'oxicrat & ceux qui sont légerement dessicatifs, comme la craye & la farine sechée & saupoudrée.*

A la seconde, ceux qui sont médiocrement astringens, comme les plantes qui ont une saveur foiblement austere, telles sont *le Bellis, la pervenche, la brunelle ; la bugle, le sumac, l'orpin, la tormentille, la bistorte*, &c.

A la troisiéme, les forts astringens, comme les austeres, les acerbes, tels sont *les sedum, la noix de galle, l'écorce de grenade, le nid d'hirondelle & les autres terres astringentes*, (a) *la*

(a) La Forest : Recueil des Cures de Chir. par Bonet, l. 1. sect. 2. obs.

solution d'alun, de vitriol (a), *l'encre*, (b), *&c.*

USAGE DES REPERCUSSIFS.

L'usage des répercussifs est devenu extrêmement suspect aux Modernes, ils ont presque abandonné ces remedes, excepté dans quelques inflammations légeres de certaines parties, comme des yeux, de la gorge, &c. la plûpart croyent qu'on ne peut pas concilier les propriétés qu'on attribue à ces remedes avec la circulation, nous avons fait voir le contraire; mais ce n'est pas par de simples raisonnemens, qu'on décidera entierement cette difficulté. Il faut consulter l'expérience. Mais on doit la chercher chez les Praticiens qui nous ont précédé, ils ont plus observé que nous les effets de ces remedes: Nous ne nous arrêterons pas cependant à ceux qui ne font que les prescrires, quoiqu'ils soient en grand nombre; une pareille autorité est peu décisive, car le témoignage de mille

(a) Bonet, Cur. de Chir. l. 1. sect. 2. obs. 1. Le même, obs. de Chir. cent. 7. obs. 82.

(b) Art. Erudit. Leips. 1704. p. 429.

n'est peut-être que le témoignage d'un seul d'après lequel ils auront parlé, sans être instruits par leur propre expérience, ou du moins par des observations apréciées & réduites les unes par les autres dans leurs propres limites. Ce sont les Observateurs mêmes que nous consulterons.

Usage des répercussifs établi par l'expérience.

» Une femme, dit Augustin Thoner (*a*), avoit la cuisse entiérement entreprise d'une inflammation qui tenoit de l'éréspipele; » cette inflammation étoit si considérable, qu'on appréhendoit la » gangrene, & j'étois même, embarrassé sur le choix des remedes » que je devois employer. Par un bonheur singulier, mon génie m'inspira le *lait virginal* de la description du Dispensaire d'Hambourg, (*b*) » trempant des linges dedans, que je » pressois & appliquois chaudement » sur la partie, la chaleur fut amortie, la tumeur dissipée, & la rougeur effacée avec un succès qui causa une grande surprise. Fabrice de

(*a*) Bonet, cent. 7. obs. 62.

(*b*) Fait avec l'alun, la litarge & le vinaigre.

Hilden (*a*) réussit en suivant la même pratique dans une inflammation au métacarpe qui avoit été causée par irritation, & qui menaçoit de gangrene.

La Forest dit (*b*) que son Maître faisoit un grand cas de l'encre appliquée sur l'érésipele. Ce même Praticien rapporte une cure d'une pareille inflammation qu'il guérit avec *le suc de plantain, de solanum, de semper vivum* (*ana* ℥ *vi.*) *& d'eau rose,* (℥ *iij.*) il rapporte une autre cure d'une érésipele traitée par un autre Praticien qui employa avec succès, les sucs de *solanum*, *de sempervivum & de pourpier.* Il fut aussi (*c*) appellé pour un jeune homme bilieux qui avoit une érésipele à la jambe, où il appliqua d'abord de *l'eau rose & de l'eau de plantain*, ensuite *de l'eau de plantain avec de la terre cimolée*, & ces remedes, dit-il, réussirent admirablement. Il nous assure qu'il s'est servi encore très-heureusement de *cé-*

(*a*) Cent. 2. obs 96.

(*b*) Bonet, Cures de Chirur. l. sect, 2. obs. 1.

(*c*) Ibidem. obs. 5.

ruse, de litarge, (*ana* ℥.*ij.*) *de suc de solanum & d'huile rosat* mêlés ensemble.

» Une femme, dit Martin Ruland, » (*a*) étant enceinte, eut une érésipele phlegmoneuse fort douloureuse au pied droit, qui s'étendoit jusqu'au genou ; je l'eus bientôt guérie, dit-il, avec *les feuilles de nénuphar & de cresson d'eau, pilées & mêlées avec du vinaigre* ; on appliqua ce cataplasme tiéde, & on le seconda d'un régime humectant. Il parut à une autre femme une enflure au bout du bras, qui étoit accompagnée d'une grande douleur, j'y appliquai, dit le même Auteur, » (*b*) *de l'argile* desséché au feu, du *son de seigle* en même quantité en forme de cataplasme, avec *de l'eau ferrée* ; ce cataplasme dissipa la tumeur & la douleur. » Ruland rapporte encore (*c*) qu'il fut consulté pour une inflammation à la gorge qui étoit considérable, que la malade ne pouvoit rien avaler qu'avec une peine

(*a*) Bonet, observat. de Chir. cent. 3. obs. 92.

(*b*) Ibid. obs. 91.

(*c*) Ibid. obs. 93.

extrême ; il prescrivit à ce malade un gargarisme astringent qui le guérit fort promptement. Il avoit déja guérit le malade (a) quelques années avant de la même maladie avec un autre gargarisme astringent. Le même Auteur s'est servi avec un pareil succès dans une inflammation à la langue, *de sempervivum* bouilli dans de l'eau, où il ajouta un peu de vinaigre. (b)

Lotichius guérit une violente érésipele au pied avec ce liniment astringent. (c)

℞ *Litarge d'argent pulver.* ℥ *ij.* *alun pulver.* ℥ *ij* ß. *un blanc d'œuf battu, de l'huile d'olive,* ℥ *iij, du vinaigre,* ℥ *ij* ß. *mêlez, appliquez ce liniment tiede deux fois le jour.*

Les répercussifs doivent souvent être corrigés par d'autres remedes.

Les Observateurs recommandent sur-tout les astringens mêlés avec quelques autres remedes qui moderent un peu leur astriction. Nous allons rapporter plusieurs exemples de divers mêlanges qu'ils ont employés avec beaucoup de succès. » Un particulier

(a) Ibid. obs. 5.
(b) Ibid. obs. 4.
(c) Bonet, obs. de Chirur. cent. 7, obs. 62.

» de Delphes ayant une éréſipele à la » jambe, je lui appliquai, après l'a» voir purgé, dit la Foreſt, (*a*) *de la* » *terre cimolée* priſe d'un four, mêlée » avec du beurre en forme de cata» plaſme. L'éréſipele fut incontinent » guérit par ce remede.

» Dans le même tems que j'écri» vois ceci, continue le même Au» teur, une de mes Parentes, âgée de » vingt ans, eut une inflammation à » la jambe gauche auprès du talon, » qui s'étendoit juſques ſur le devant » de la jambe. Je reconnus que c'é» toit une éréſipele légitime : car la » couleur étoit d'un rouge clair qui » diſparoiſſoit lorſque l'on preſſoit la » peau avec le doigt, & qui revenoit » incontinent. J'appliquai ſur toute » la partie malade, un cataplaſme » fait avec *le lait la mie de pain, &* » *la terre cimolée*, de laquelle on en» duit les fours en dehors, & qui eſt » de couleur griſe. M'étant ſervi trois » fois de ce cataplaſme, l'éréſipele fut » diſſipée.

» Un autre particulier avoit, c'eſt

(*a*) Le même, Cures de Chirurgie, l. 1. ſect. 2. obſ. 2.

» encore la Foreſt qui parle, (a) une
» éréſipele qui tenoit un peu du phleg-
» mon, elle étoit placée au col, &
» deſcendoit juſqu'à l'épaule; je fis
» ſaigner la malade, & lui ordonnai
» un julep cordial raffraîchiſſant, &
» le lendemain un purgatif Je fis ra-
» maſſer de la terre cimolée d'un four,
» & la fis broyer avec du beurre. Je
» l'appliquai ſur l'inflammation, &
» elle fut bientôt diſſipée par ce re-
» mede. Ce ſecret m'a réuſſi avec le
» même ſuccès dans pluſieurs éréſipe-
» les phlegmoneuſes.

Le même Praticien traita à peu près ſelon la même idée une inflammation du ſcrotum. (b) Il fit un cataplaſme avec le *ſuc de plantain*, *de ſolanum*, *la farine d'orge & d'huile roſat*, il appliqua ce cataplaſme ſur l'endroit du ſcrotum qui étoit enflammée, & il oignit enſuite le reſte de l'inflammation avec *l'onguent nutritum*. (c) Le malade fut promptement guéri.

(a) Ibid. obſ. 3.

(b) Bonet, Cures de Chir. liv. 1. ſect. 1. obſ. 31.

(c) Fait avec de la litarge, de l'huile roſat, du vinaigre & du ſuc de plantain.

Lazare Riviere fournit une observation de même genre : » Un Avocat,
» dit-il, (a) eut une inflammation au
» testicule droit avec une grande tu-
» meur. Cette maladie fut causée par
» un voyage qu'il fit sur un cheval trop
» rude ; on lui fit deux saignées du
» bras, & une du pied, il prit aussi un
» purgatif. On faisoit une fomenta-
» tion sur la partie avec de *l'eau rose*,
» & on y mit un cataplasme de *fari-*
» *ne de feves cuites dans l'oxicrat, fait*
» *de trois quarts d'eau & d'un quart de*
» *vinaigre*. Ce cataplasme ne m'a ja-
» mais manqué, dit cet Observateur,
» dans cette sorte de maladie. Mais le
» malade avoit la peau du scrotum si
» délicate, qu'elle fut excoriée par le
» vinaigre qui étoit trop vif. Ne pou-
» vant endurer ce cataplasme, je le fis
» retirer, & j'en fis faire un autre avec
» du *vinaigre dans lequel on avoit fait*
» *bouillir de la litarge* pour l'adou-
» cir, par ce moyen le cataplasme
» eut un bon succès, & le malade fut
» délivré en trois jours de cette tu-
» meur.

Ce Praticien (b) guérit avec le

(a) Bonet, obs. de Chir. cent. 4. obs.
(b) Ibid. obs. 35.

même remede une inflammation à la même partie : cette inflammation avoit été causée par une rétention d'urine, & elle fut dissipée en trois jours. » Le » même Auteur rapporte qu'une jeu» ne femme qui étoit dans le neu» viéme mois de sa grossesse, fut sai» sie d'une tumeur à la mammelle » gauche avec tension, rougeur, & » pulsation; on y avoit mis le cata» plasme de *mie de pain*, ce cataplas» me n'avoit pas empêché cette tu» meur de faire beaucoup de pro» grès; y étant allé ensuite, j'ordon» nai, dit-il, un cataplasme fait *de* » *farine de feves cuites dans de l'oxi*» *crat*, le faisant souvent changer, par» ce qu'il se seche en peu de temps. » L'inflammation fut appaisée entie» rement en douze heures. La tumeur » diminua aussi beaucoup en même » temps, & elle fut entierement dissi» pée quelques jours après.

La Forest (*a*) dit aussi qu'il a guéri une inflammation à la jambe, qui s'étendoit depuis le talon jusqu'au genou, *avec de la farine d'orge, de l'eau rose, & du suc de semper vivum.*

(*a*) Le même, Cures de Chir. L. 1. Sect. obs. 5.

Tous ces effets n'empêchent pas que nous n'ayons à craindre de la part de ces mêmes remedes un accident fort redoutable ; c'est la gangrene qu'on observe qu'ils occasionnent quelquefois. J'avois remarqué dans ma jeunesse qu'un Chirurgien employoit ordinairement un cataplasme fait avec *la terre cimolée & du gros vin rouge* dans les inflammations du scrotum. Je me servis de ce même remede, la premiere fois que j'eus une pareille maladie à traiter ; c'étoit un engorgement inflammatoire produit par une gonorrhée supprimée. Selon les préceptes des Anciens, une pareille cause n'admettoit pas un tel remede ; aussi fit-il tomber en gangrene presque tout le scrotum en une nuit, & malgré tous les remedes dont je me servis pour arrêter le progrès de cette gangrene, je ne pus en préserver les testicules; je fus obligé d'en faire l'amputation, le malade échappa avec peine de cette triste mutilation, je fus si frappé du funeste effet de cet astringent, que j'ai été pendant long-tems prévenu contre l'usage des répercussifs; loin d'être instruit par cette expérience si remarquable, elle ne servit

Circonspections qu'exige l'usage des répercussifs.

qu'à m'aveugler. Cependant ce ne ſont point les exemples journaliers avec leſquels nous ſommes familiariſés qui nous éclairent ; les Praticiens les plus conſommés n'attribuent jamais qu'à l'impuiſſance de l'art leurs fautes les plus ordinaires ; ce ne ſont donc que quelques Obſervations qui nous font impreſſion, & qui, ſelon qu'elles ſont bien ou mal entendues, nous jettent dans l'erreur, ou nous en retirent. Mais il eſt preſque toujours vrai, que plus un fait de pratique nous touche vivement, plus il peut nous entraîner facilement dans quelqu'excès, & moins nous ſommes en état par conſéquent d'en faire une juſte application dans l'exercice de notre Art. Revenu aujourd'hui de ma prévention contre l'uſage des répercuſſifs, je ne doute pas que la nature de l'engorgement, & la malignité de l'humeur qui l'a cauſé, n'ayent eu beaucoup de part à la gangrene dont je viens da parler, & que ce remede n'ait dû beaucoup auſſi y contribuer ; cette maladie n'étoit pas purement inflammatoire ; ce n'étoit pas un ſimple engorgement de vaiſſeaux artériels ; ce genre de dépôts conſiſte principalement dans une infiltration qui engorge les vaisseaux blancs; ces vaisseaux qui ont peu d'action, & qui d'ailleurs sont débilités par la malignité de la cause de la maladie, doivent en pareil cas succomber facilement lorsqu'on rend ces dispositions encore plus désavantageuses par l'application de topiques capables de brider par leur astriction l'action de ces mêmes vaisseaux.

On comprend même qu'indépendamment d'aucune malignité, cet accident peut arriver dans les cas où l'engorgement de la partie enflammée est fort considérable ; alors on doit éviter ces remedes, ou du moins ne les pas employer seuls.

Mais il faut entierement les supprimer dans le temps où l'œdême purulente peut contribuer beaucoup à cet engorgement : Parce que cette œdême doit affoiblir considérablement l'action organique des solides ; cet affoiblissement est, comme nous le voyons dans toutes ces sortes d'infiltrations, assez remarquable par l'impression des doigts, qui reste long-tems après qu'on a touché une partie œdémateuse. C'est pourquoi on a de tout tems supprimé ces remedes dans la cure des inflammations, lorſque la tumeur eſt dans ſon état & dans ſon déclin, l'expérience ayant en effet appris aux Chirurgiens qu'ils ſont pernicieux dans ces derniers tems; ils s'oppoſent extrêmement à la réſolution, parce qu'ils diminuent l'action du tiſſu cellulaire engorgé, & qu'ils l'empêchent d'agir ſur l'humeur purulente, & de la faire cheminer pour lui faire regagner le torrent de la circulation. Ils peuvent même, en fixant ainſi cette humeur, concourir avec elle à anéantir l'action organique des ſolides, & par là déterminer la ſuppuration, ou occaſionner la mortification de toute la partie engorgée.

Les répercuſſifs d'ailleurs ne produiſent pas toujours l'effet qu'on eſpere, quelquefois ils ont moins de ſuccès que les autres remedes qu'on peut employer pour diſſiper les inflammations. Nous en trouvons des exemples dans les Obſervateurs.

» Une Payſanne avoit une grande » inflammation au bras, ſes regles » étoient ſupprimées; je les rétablis, » dit Foreſtus, (*a*) par la ſaignée, &

(*a*) Bonet, Cures de Chirurg. l. 1. ſect. obſ. 9.

» j'appliquai ſucceſſivement ſur la par-
» tie malade differentes ſortes de ré-
» percuſſifs, (*a*) tous ces répercuſſifs
» quoique très-forts, ne ſervirent quaſi
» de rien, à cauſe de la douleur qui
» ſuivoit leur application ; j'eus re-
» cours au cataplaſme *de mie de pain*
» *& de lait avec un peu d'huile roſat*,
» remede que j'ai éprouvé comme très-
» bon dans toutes les inflammations,
» car il appaiſe la douleur, & arrête
» le progrès de la tumeur : Cependant
» je fis ſaigner la malade, & lui fis
» prendre une potion pour purifier
» ſon ſang, ce cataplaſme de *mie de*
» *pain* appaiſa la douleur, & éteignit
» l'inflammation.

Un tel exemple peut, au premier aſpect, donner une idée très-déſavantageuſe des répercuſſifs, il ſuffiroit pour ſéduire ceux qui ne l'examineroient pas avec attention, & qui ne ſeroient pas inſtruits par d'autres ob-

(*a*) D'abord : *Semper vivum*, roſes rouges, myrtilles ana ʒ j, dans le ſuc de ſolanum & de plantain ana ℥ j, enſuite vinaigre ℥ iij de l'eau-roſe ℥ ß, blanc d'œuf ℥ j, roſes rouges en poudre ʒ ß. Après l'onguent de céruſe ʒ ij, le ſuc de ſem per vivum & de plantain ana ℥ j, eau-roſe ℥ ij. Enfin céruſe ℥ ß, roſes rouges, corail rouge ana ʒ ij en poudre.

servations, des bons effets de ces remedes ; on les croiroit fort insuffisans en comparaison de ceux que la Forest a employés ensuite avec tant de réussite : Mais on ne se laissera pas surprendre par cet exemple, si on se rappelle l'observation de Riviere que nous avons rapportée, ci-devant, où l'on voit que les mêmes remedes qui ont eut ici tant de succès, n'ont produit aucun soulagement dans l'inflammation dont il parle, & que cette inflammation fut arrêtée d'une maniere admirable par le secours des répercussifs ; ces remedes regagnent donc dans l'une de ces observations ce qu'ils perdent dans l'autre : Il faut avouer cependant que cette inconstance dans leurs effets, ne sert souvent qu'à nous embarrasser. L'expérience donne à des Praticiens des connoissances qui paroissent opposées à celles qu'elle procure aux autres ; il faut qu'elles soient comparées & conciliées pour éviter l'erreur.

Les puissans répercussifs sont nuisibles quand la douleur est fort vive.

Avec cette précaution, l'observation de la Forest ne peut pas donner le change. Cet Observateur remarque que les répercussifs qu'il employa ne purent pas réussir, parce que la dou-

leur

leur de l'inflammation étoit trop vive, & que l'application de ces remedes l'irritoit beaucoup. Il est étonnant que Laforest ayant fait cette remarque, n'ait pas, comme Riviere, mêlé ces répercussifs avec d'autres remedes capables de modérer cette douleur, & qu'il se soit, au contraire, opiniâtré à continuer ces remedes seuls, & même à en appliquer en second lieu de plus forts. Des conduites si opposées ont dû être suivies de succès très-différens; ainsi l'expérience ne s'est point démentie dans ces deux cures, on la voit, au contraire, exactement assujettie à des loix invariables, ausquelles les répercussifs, comme les autres remedes, doivent être soumis. Ainsi on doit conclure de cette observation, que ce genre d'antiphlogistique ne convient point, du moins seul, quand la douleur est fort vive.

Les répercussifs sont dangereux aussi, comme nous l'avons déjà remarqué, lorsqu'il y a beaucoup de malignité dans la cause de la maladie, non-seulement parce que cette malignité, en affoiblissant le principe vital des vaisseaux de la partie enflammée, & ces remedes rallentissant aussi l'ac-

Les répercussifs sont dangereux dans les inflammations malignes.

tion de ces vaiſſeaux, la partie peut tomber en mortification; mais encore parce que du moins ils peuvent, en diminuant ainſi l'action des capillaires artériels, retarder la formation du pus, & retarder auſſi par conſéquent l'inviſcation de l'âcre qui produit l'inflammation, ce qui peut donner lieu à une délitefcence plus fâcheuſe que le mal, comme il arriva à cette éréſipele dont il eſt parlé dans les Ephémerides d'Allemagne (*a*), cette inflammation fut diſſipée par l'uſage des répercuſſifs, & la cauſe qui rentra dans les voies de la circulation, produiſit des mouvemens épileptiques. Ces mêmes remedes ne peuvent pas convenir non-plus, comme nous l'avons dit, dans les inflammations qui occupent des parties glanduleuſes, & qui ſont accompagnées de dureté, parce qu'ils peuvent par la contraction qu'ils cauſent, augmenter cette dureté, & faire dégénerer l'inflammation en tumeur ſchirrheuſe (*b*).

Ainſi on doit dans tous ces cas s'abſtenir des répercuſſifs, ou les mêler du

(*a*) Dec. 3. an. 9. & 10. obſ. 200.

(*b*) Bonet Bibl. de Chir. Cures & obſ. liv. 1. ſect. 4. obſ. 6. de Laforeſt.

moins avec d'autres remedes qui conviennent à l'état de la maladie.

CHAPITRE IV.

Second genre de Topiques Antiphlogistiques.

LES RELACHANS.

CE second genre de topiques renferme ceux qui peuvent causer dans les vaisseaux où le sang est retenu & enflammé, un relâchement capable de diminuer leur froncement qui arrête ce sang, & d'affoiblir leurs vibrations qui l'enflamment.

Nous avons trois especes de relâchans antiphlogistiques; sçavoir, les humectans, les émolliens & les tempérans.

RELACHANS HUMECTANS.

Les relâchans humectans sont les remedes aqueux; ainsi le plus simple & le plus pur de ces remedes est l'eau; mais il faut qu'une chaleur sensible

& modérée lui donne, avant que d'être appliquée sur la partie enflammée, le dégré d'activité convenable, & l'entretienne dans cet état d'activité; l'eau tiéde est par conséquent le seul remede qui soit purement humectant : cependant on l'employe rarement seule, soit parce qu'elle se seche ou se refroidit facilement; soit parce qu'on pense qu'il est plus avantageux de l'employer avec la plûpart des autres relâchans. On doit éviter d'appliquer l'eau trop chaude, aussi-bien que les autres remedes, de crainte que cette grande chaleur n'irrite par son ardeur la partie enflammée, & ne produise par-là un effet opposé à celui que l'on désire. Cette chaleur trop considérable peut aussi contribuer à la raréfaction des sucs arrêtés, augmenter par conséquent la tumeur & l'inflammation. L'usage ordinaire de ce relâchant est limité à des bains que l'on prescrit dans l'inflammation de quelques parties internes, sur-tout dans l'inflammation des reins & des autres visceres du bas-ventre. Mais un Praticien intelligent peut quelquefois étendre plus loin cet usage. Baillou rapporte que dans une inflammation au périnée, qui causoit une rétention d'urine, ne se servit que d'eau tiéde, & que ce remede dissipa l'engorgement, & rétablit le cours de l'urine (*a*).

Circonspection dans l'usage des relâchans aqueux.

Je ne sçais pas cependant si nos autres relâchans qui ont quelque viscosité, ne peuvent pas être employés plus sûrement que ce simple humectant, quand ces differens topiques s'appliquent immédiatement sur une inflammation extérieure, sur-tout sur une érésipele ; car l'eau tiéde pure ne peut-elle point, étant appliquée tout d'abord, détacher l'âcre fronçant avant qu'il ait pu s'envelopper dans aucune substance, & causer par-là une délitescence, & non une véritable guérison ? Le peu d'usage que l'on fait en pareil cas de ce simple topique, nous empêche de décider par l'expérience sur cette conjecture ; que l'effet de ce remede & le caractere de la cause de la maladie me suggere.

Nous ne devons point dans la cure des inflammations, non plus que dans la cure des fiévres, perdre de vue les moyens que la nature employe pour se délivrer de l'hétérogêne qui produit la maladie, & qui ne peut être sub-

(*a*) Bonet, obs. de Chir. cent. 11, obs. 52.

jugué par les forces de notre Art; nous devons prendre garde d'ajoûter à cette impuissance de l'Art, des obstacles qui rendent inutiles les ressources de la nature. C'est la coction d'une humeur capable d'envelopper cet hétérogêne qui doit terminer heureusement ces maladies inflammatoires; mais les accidens de la maladie peuvent apporter de grands empêchemens au succès de cette opération de la nature, & les secours de l'Art, tels que la saignée, les délayans, les relâchans, & autres rafraîchissans qu'on oppose à ces accidens, tendent tous à diminuer l'effet de cette même opération, heureusement que dans la plûpart de ces maladies, sûr-tout dans celles dont la cause n'a pas une malignité insigne, & dont l'état de la fiévre ou de l'inflammation n'est pas dans un dégré languissant, le produit de l'humeur purulente qui résulte de la coction, surpasse toujours de beaucoup la quantité & l'activité de l'hétérogêne que cette humeur doit envelopper. Car l'expérience fait voir tous les jours, que malgré tous les procedés de l'Art les plus capables de diminuer ce produit, la coction ne s'en fait pas avec moins de succès, ni moins régulierement dans son tems, sur-tout quand l'inflammation ou la fiévre est considérable. Il y auroit même alors de l'inconvénient à négliger les remedes dont on vient de parler, parce que cet excès d'inflammation pourroit multiplier extrêmement l'humeur purulente, & rendre la résolution de l'inflammation plus difficile, ou rendre dans la fiévre la crise plus laborieuse & moins sûre, ce n'est qu'en modérant l'inflammation du sang lorsqu'elle est extrême, qu'on s'assure d'une coction plus favorable.

Mais si la malignité de l'hétérogêne débilite le principe vital, & fait languir la fiévre ou l'inflammation, ces mêmes procedés ne doivent pas réussir aussi avantageusement; car en diminuant le produit de l'humeur purulente qui est d'ailleurs fort empêché par les effets de cette malignité, ils rendront la coction insuffisante, & alors l'art contribueroit avec la cause du mal, à troubler cette opération salutaire de la nature. Dans le cas où cette malignité est remarquable, le Chirurgien doit tenir une autre conduite en procurant une suppuration au lieu d'une résolution, il doit augmenter l'inflammation même, s'il est nécessaire, pour augmenter la production de l'humeur purulente, pour dompter & expulser par cette voie l'hétérogène pernicieux qui cause la maladie qui est de son ressort. Il peu encore, lors même qu'il tente la résolution d'une inflammation, dont la cause paroît un peu suspecte, ne pas trop précipiter cette terminaison pour éviter la délitescence, & obtenir une véritable résolution; c'est dans ce cas que les remedes trop relâchans, & sur-tout ceux qui sont purement humectans, me paroissent douteux.

RELACHANS EMOLLIENS.

Emolliens mucilagineux.

Ces relâchans sont, ou mucilagineux, ou gras.

Les émolliens mucilagineux sont pour la plûpart fournis par des plantes qui contiennent des sucs visqueux ou glutineux, comme la *violette*, *la branc-ursine*, *la mauve*, *la guimauve*, *la linaire*, *le seneçon*, *l'alcée*, *la pariétaire*, *le bouillon blanc*, *l'arroche*, *les épinars*, *la graine de lin*, *la semence de coing*, *&c.*

Ces remedes doivent être appliqués avec circonſpection ſur les inflammations qu'on veut terminer par réſolution : Car on doit craindre qu'ils ne procurent la ſuppuration, ſur-tout dans les inflammations fort grandes & fort vives, qui produiſent beaucoup d'humeur purulente ; ils relâchent & attendriſſent tellement le tiſſu de la peau & celui des graiſſes déjà inondées de cette humeur, qu'il ne leur reſte plus, ſur-tout au tiſſu des graiſſes, aſſez de reſſort pour réſiſter à l'engorgement que produit cette humeur, ni aſſez de force dans leur action organique pour la faire cheminer & la diſperſer. Cette matiere qui, lorſqu'elle ſéjourne, eſt auſſi un émollient, même un émollient diſſolvant par rapport à nos parties ſolides, macere & rompt le tiſſu des graiſſes, s'extravaſe & forme un abſcès. Il faut donc être fort retenu ſur l'uſage de ces remedes, lorſqu'on veut procurer la réſolution d'une grande inflammation, ſi on les employe alors, ils doivent être dominés par d'autres remedes qui diminuent leur effet.

Circonſpection dans l'uſage des relâchans émolliens.

On les preſcrit ordinairement avec les humectans dans les bains & dans les fomentations qu'on employe pour les inflammations intérieures, l'épaisseur des parties qu'ils ont à pénétrer pour agir sur celle qui est enflammée, diminue tellement leur effet sur celle-ci, qu'ils ne doivent pas être suspects en pareils cas.

Cas dans lesquels les relâchans émolliens sont avantageux.

Ils peuvent être appliqués plus immédiatement & fort utilement aux inflammations avec étranglement, ou avec dureté (*a*), & aux inflammations des parties glanduleuses peu fournies de graisse (*b*), parce que leur tissu qui est ferme, ne céde pas trop à leur action. On s'en est même quelquefois servi avantageusement pour les inflammations des mammelles. (*c*)

Les émolliens gras & onctueux.

Circonspection dans leur usage.

Les émolliens gras ou onctueux sont les huiles grasses végétales, & les graisses des animaux; ces remedes demandent encore plus de circonspection que les émolliens mucilagineux, ils ont non-seulement l'inconvénient de provoquer aussi la suppuration, lorsqu'ils sont appliqués sur une inflammation qui a déjà produit suffisam-

(*a*) Bonet Biblioth. de Chir. Cures Chir. liv. 1. sect. 1. Obs. 14, 29, 30 & 32.

(*b*) *Ibid.* Observ. 20.

(*c*) Bonet. *Ibid.* Observ. 26.

ment d'humeur purulente : mais c'eſt là le moindre inconvénient de ces remedes gras, car ſi on les employe dans les premiers temps de la maladie, c'eſt-à-dire, lorque l'inflammation eſt dans ſa plus grande ardeur, ils acquiérent un tel degré de chaleur & d'acrimonie, qu'ils augmentent exceſſivement l'inflammation, & la font quelquefois dégénérer en gangrene (*a*). Cependant on s'eſt ſouvent ſervi dans des inflammations qui ſe ſont terminées par réſolution, *de beurre ou d'huile*, en les mêlant, ſoit avec des relâchans d'un autre genre, ſoit avec des répercuſſifs, ſoit avec des réſolutifs. Nous en trouvons beaucoup d'exemples dans les Obſervateurs (*b*), & l'on voit même qu'ils ont réuſſi dans toutes ſortes d'inflammations. Mais malgré ces ſuccès particuliers, ces remedes quoique corrigés par d'autres, nous ſont ſuſpects, hors les cas que nous avons marqués en parlant des émolliens mucilagineux, car nous voyons

(*a*) Fabrice de Hild. cent. 10. obſ. 82.

(*b*) Bonet, Cures de Chir. liv. 1. ſect. 2. obſ. 2. & 3. *ibid.* liv. 1. ſect. obſ. 6. Plater. liv. 1. obſ. 1. & 4. Bonet, obſ. de Chirurg. cent. 4. obſ. 3. *ibid.* cent. 7. obſ. 74.

tous les jours que malgré cette précaution, ils disposent fort les inflammations à la suppuration, sur-tout celles qui sont considérables, & qui s'étendent beaucoup dans le tissu cellulaire des graisses. Ainsi on doit les employer en petite quantité, & avec beaucoup de discerement, quand on veut conduire le plus sûrement qu'il est possible par la voie de la résolution, une grande inflammation, surtout lorsqu'elle occupe le tissu des graisses.

RELACHANS TEMPERANS.

Ce troisiéme genre de relâchans renferme ceux qui, outre la vertu qu'ils ont par leur substance visqueuse ou mucilagineuse, de dissiper le froncement des capillaires artériels où le sang est arrêté & enflammé, peuvent modérer l'action de ces vaisseaux, & diminuer la violence de l'inflammation; cette derniere propriété dépend d'un sel légerement acide qu'ils contiennent, ou d'un sel acescent que la chaleur de l'inflammation développe proprement en faisant fermenter ces remedes: mais pour cet effet, il faut qu'ils soient liquides ou qu'ils soient humectés, lorsqu'ils ne sont pas liquides par eux-mêmes, car autrement la fermentation qui ne peut agir que par l'humidité, n'auroit pas d'action sur ces remedes, elle pourroit faire éclore cette aigreur légere dont ils sont susceptibles, & de laquelle dépend leur qualité tempérante : ces remedes sont *les pulpes de casse, de pommes, la fiante de vache, les farines, la mie de pain, le lait, le fromage récent, la chair de veau* qui n'a été nourri que de lait, &c.

Ce genre de relâchans est sans contredit préférable dans presque tous les cas aux autres topiques antiphlogistiques, sur-tout si on les joint à quelques anodins, & si on les rend selon le besoin plus ou moins relâchans ou plus ou moins tempérans, en y ajoûtant pour le premier cas quelques-uns des autres relâchans dont nous avons parlé, comme les décoctions de plantes émollientes, la crême, le jaune d'œuf, ou quelque peu d'huile chargée de substances relâchantes, telles sont les huiles de lis, de fleurs de violette, de mauve, de verbascum, &c. ou bien dans le second cas en y ajoûtant quelques répercuſſifs rafraîchiſſans légérement aſtringens ; c'eſt à cette claſſe qu'on doit rapporter le fameux cataplaſme *de mica panis*. Le lait & la mie de pain dont il eſt compoſé, poſſedent à un degré conſidérable, les deux qualités de remedes relâchans & tempérans.

Lorſqu'on veut rendre ce cataplaſme plus relâchant, on y ajoûte *l'huile de lis & le jaune d'œuf*, & on le renouvelle ſouvent pour ne le pas laiſſer beaucoup aigrir : On a coutume de le rendre anodin, en y mêlant du ſaffran ou un peu de baume tranquille, des gouttes anodines, ou quelqu'autre anodin ou ſtupéfiant.

Si on veut le rendre plus tempérant que relâchant, on le laiſſe aigrir & on le renouvelle moins ſouvent. Il faut éviter cependant de le laiſſer ſécher ſur la partie malade, parce qu'il s'y attache, s'y durcit & la bleſſe. Pour éviter qu'il ne ſe deſſeche lorſqu'on ne veut pas le changer ſouvent, il faut le mettre plus épais, plus humide, & y verſer de tems en tems un peu de lait ; avec cette attention, on profitera de toute ſa vertu tempérante, lorſqu'il ſera néceſſaire de modérer une inflammation trop forte ou trop ardente.

Ce n'eſt, comme nous l'avons inſinué, en parlant des répercuſſifs, que dans les premiers tems de la maladie, qu'on doit lui laiſſer acquérir cette qualité tempérante ou répercuſſive dans toute ſon étendue.

On peut continuer l'uſage de ce même cataplaſme juſqu'à la fin de la maladie, en y ajoûtant des remedes réſolutifs dans les derniers tems; nous parlerons dans la ſuite de ce genre de remedes : Nous voulons ſeulement remarquer ici que ce cataplaſme ſi efficace, ſi commun, ſi facile à préparer, peut ſuffire pendant toute la cure d'une inflammation, étant employé avec diſcernement.

On trouve à peu près les mêmes avantages dans les cataplaſmes faits avec les *farines de feve, de ſeigle, de fenugrec, de lupin, d'orobe, de lentilles, d'aricots, de veſſe, d'avoine, d'orge de froment, de bled noir, de millet, de mays ou bled de Turquie, de ris, &c.* On rend ces cataplaſmes plus tempérans en faiſant cuire ces farines dans le petit lait ou dans l'oxicrat léger, ou plus relâchant en ſe ſervant d'une décoction d'herbes émollientes, en y ajoûtant de la farine *de graine de lin.*

Quelques Praticiens recommandent beaucoup aussi le cataplasme fait avec *la fiente de vache & l'oxicrat* dans le commencement d'une inflammation; mais on peut se dispenser de recourir à un tel remede; car il n'est en rien préférable à ceux dont on vient de parler.

Quant aux autres relâchans tempérans que nous avons nommés, par exemple, *la chair de veau, le fromage récent, les pulpes de casse & de pommes, &c.* ils sont moins d'usage, on ne les employe guéres que pour les inflammations des yeux ou quelque autre inflammation particuliere. C'est pourquoi nous ne nous étendrons point sur ces derniers; mais nous avons dû entrer dans quelque détail sur les premiers, parce qu'ils sont fort en usage, & parce que les remarques que nous avons cru devoir faire sur la maniere de varier leurs qualités selon les différens états ou les différens tems de l'inflammation, peuvent s'appliquer à tous ceux qui sont du même genre.

CHAPITRE V.

Remedes Antiphlogistiques généraux.

CES remedes sont la saignée, une diéte humectante & rafraîchissante, & de légers apéritifs. La diéte se réduit aux bouillons & à la boisson : Les bouillons seront faits avec du *veau*, *de la jeune volaille* & des herbes potageres rafraîchissantes & légerement diurétiques, comme *la laitue*, *l'arroche*, *la bette*, *la bourache*, *la buglose*, *le pourpier*, *&c.* On peut faire des aposêmes avec les mêmes herbes; mais le petit-lait est par lui-même un aposême naturel, qui est préférable à ceux qu'on peut composer, & qui peut servir de boisson ordinaire; on peut y ajoûter quelques gros de sel végétal, lorsqu'on veut le rendre plus détergeant, c'est-à-dire, plus diurétique & plus laxatif. Si on prescrit une tisanne, elle se fera simplement avec la racine de guimauve, (en petite quantité) de réglisse, de chiendent, la pomme de renette, &

un peu de nître ou de criſtal minéral.

On doit être retenu ſur l'uſage des ſels & des autres diurétiques un peu actifs dans les tems de l'inflammation ; il ſuffit d'entretenir doucement l'évacuation des urines, ſans dépouiller trop le ſang de ſa partie aqueuſe qu'on doit augmenter au contraire autant qu'il eſt poſſible, parce qu'elle le rend moins propre à s'enflammer, & qu'elle ſert à délayer & rendre plus fluide l'humeur purulente qui eſt dépoſée dans le tiſſu cellulaire.

Il faut néanmoins faire attention que toute inflammation un peu conſidérable étant toujours accompagnée d'une fiévre remarquable, cette fiévre produit continuellement des ſucs excrémenteux, à proportion que le travail ou le jeu des vaiſſeaux eſt exceſſif : On doit donc être attentif dans toutes les fiévres, depuis le commencement juſqu'à la fin, à entretenir continuellement l'excrétion de ces ſucs excrémenteux ; c'eſt même la ſeule excrétion que les fiévres eſſentielles & ſymptomatiques purement inflammatoires indiquent immédiatement par elles-mêmes juſqu'aux tems de la coction : J'entends par fiévres purement inflammatoires, celles qui consistent simplement dans l'inflammation du sang, causée par le jeu violent des vaisseaux, & qui ne sont compliquées ni de colliquation ni de malignité, qui puisse en troubler l'ordre. Telles sont les fiévres dont il s'agit ici.

Pour procurer ou entretenir cette excrétion, on doit donc sans cesse solliciter les voies qui doivent servir à remplir leur fonction. Ces voies sont principalement celles des urines, & sans doute aussi celles de la transpiration. Les bouillons, les apozêmes, le petit-lait & les tisanes que nous venons de prescrire, satisfont à cette indication. Le nom de remedes détergeans que les Anciens avoient donné aux plantes & aux sels légérement apéritifs qu'on y fait entrer pour nettoyer continuellement dans ces fiévres le sang de ces sucs excrémenteux, & particulierement des sucs bilieux qui s'y forment abondamment, nous prouve clairement que ces Praticiens avoient une idée fort juste de l'usage de ces remedes & de l'indication qu'ils avoient à remplir.

La ſaignée eſt le plus puiſſant de tous les remedes antiphlogiſtiques: nous en avons la preuve tous les jours dans la cure des inflammations internes, où l'on ne peut tirer de ſecours des topiques dont nous avons parlé. Ce remede ſecondé d'une diéte convenable, & employé à propos, ſatisfait à toutes les indications; c'eſt un humectant & un tempérant d'autant plus efficace, qu'il dépend de nous d'étendre ces facultés auſſi loin que nous le ſouhaitons: il dépouille la maſſe des humeurs de ſa partie rouge qui eſt la plus inflammable, & rend, ſi on le répete ſuffiſamment, les humeurs fort crues & fort aqueuſes, & par conſéquent fort coulantes & fort relâchantes. En les dépouillant de la partie rouge, il les met hors d'état d'entretenir la force organique des vaiſſeaux, il affoiblit extrêmement cette action; ainſi il modere beaucoup l'inflammation, & par-là il retarde & diminue conſidérablement la production du pus, il empêche que cette humeur ne parvienne à un degré de coction qui la rende trop ſuſceptible d'une altération putride, capable de mordre ſur le tiſſu cellulaire : En rendant d'ailleurs la masse du sang fort aqueuse, il délaye cette humeur, elle devient fort fluide & fort coulante ; ainsi il assure & facilite en toute maniere la résolution.

On voit par tous ces différens effets, que la saignée est le remede souverain des inflammations simples, qu'elle a un usage beaucoup plus étendu dans ce genre de maladies, que dans tout autre, c'est pourquoi il n'est pas étonnant qu'elle suffise seule ordinairement pour dissiper les inflammations intérieures. Cependant lorsque les saignées promptement multipliées dès les premiers jours, n'ont pû procurer une terminaison anticipée, & que l'inflammation persiste malgré ce remede, à parcourir tous ses tems, jusqu'à la résolution purulente, comme il est ordinaire aux inflammations de poitrine, on doit être dans la suite plus retenu sur l'usage de ce remede, parce qu'il peut rendre l'humeur purulente trop crue & trop glaireuse, & par conséquent moins favorable à la résolution. Nous examinerons dans un autre Ouvrage, l'usage de ce même remede, dans un plus grand détail, par rapport aux différentes especes d'inflammations internes.

Nous ne parlerons point ici des saignées dérivatives & révulsives, non-seulement parce que ces effets, comme nous l'avons prouvé dans un autre Ouvrage (a), méritent par eux-mêmes peu d'attention, mais encore parce que tout l'avantage de la saignée dans les maladies simplement inflammatoires, dépend uniquement de la spoliation (b); on doit toujours compter sur ces effets, de quelque partie qu'on tire du sang : Ainsi ceux qui ne croyent pas que le choix de la partie où l'on saigne soit indifférent, peuvent sans conséquence se déterminer comme ils le jugeront à propos, pour une partie plutôt que pour l'autre : C'est pourquoi leur opinion ne forme aucune difficulté dans la pratique, on peut sans inconvénient se prêter à leurs préjugés.

(a) Observations sur les effets de la saignée, imprmée en 1730.

(b) L'art de guérir par la saignée, imprimé en 1736, premiere partie. Ce que nous remarquerons encore plus particulierement dans la seconde édition que je me prépare à donner de ces deux Ouvrages qui seront réunis en un seul.

CHAPITRE VI.

Seconde indication à remplir, pour s'opposer à la suppuration des inflammations.

CETTE seconde indication consiste à dissiper l'œdême purulente que l'inflammation produit lorsqu'elle dure un peu de temps, & qu'elle ne suppure pas, c'est-à-dire, qu'elle ne forme pas d'abscès.

Deux sortes d'œdêmes purulentes.

Il ne faut pas confondre cette œdême avec celle qui arrive à la suite d'une inflammation qui s'est terminée par suppuration. L'œdême qui survient aux inflammations lorsqu'elles se terminent par résolution, paroît dès que l'inflammation commence à s'affoiblir : Elle est produite par l'humeur purulente que les arteres où elle se forme, versent immédiatement dans le tissu cellulaire des graisses : Mais celle qui suit les inflammations qui suppurent, ne se déclare qu'après que l'inflammation est terminée, & que l'abscès est entierement formé;

ainsi c'est à cet abscès, & non à l'inflammation que cette œdême survient : Car les inflammations qui se terminent par suppuration, ne sont pas accompagnées d'oedême dans leur déclin, du moins d'une œdême aussi remarquable que celle qui arrive aux inflammations qui se terminent par résolution, parce que dans les inflammations qui sont suivies de suppuration, la plus grande partie de l'humeur purulente quitte le tissu cellulaire pour se rassembler & former l'abscès : Mais quand cet abscès est formé, & que les matieres qui croupissent dans son foyer se sont dépravées en un certain degré, elles affoiblissent l'action du tissu cellulaire, qui les environne; le mouvement des sucs se trouve si rallenti dans ces parties, qu'ils se condensent & forment une œdême pâteuse, qui souvent suffit seule pour nous assurer de la suppuration, & du lieu de l'abscès, dans les cas même où il est caché & profond.

Troisiéme genre d'œdême occasionné par inflammation.

Quelquefois l'inflammation & la suppuration se trouvent accompagnées d'un troisiéme genre d'œdême, différent de ceux dont nous venons de de parler. Lorsque l'inflammation occupe quelques parties membraneuses qui se trouvent dans le tissu des graisses, ou dans le voisinage de ce tissu, elle cause une contraction dans ces membranes, qui empêche le retour du sang par les capillaires veineux qui traversent ces mêmes membranes. Ce retardement est suivi, comme nous le prouverons ailleurs, d'une infiltration œdemateuse qui accompagne l'inflammation. Cette infiltration survient surtout aux érésipeles de la face, parce que l'inflammation pénétre facilement jusqu'à l'expansion membraneuse du muscle cutané, laquelle s'étend sur les muscles de cette partie; & alors la contraction de cette partie membraneuse occasionne une espece de bouffissure, qui est ordinairement fort remarquable.

Quatriéme espece d'œdême, occasionnée par inflammation.

Les matieres purulentes qui croupissent dans le foyer des abscès, causent souvent par leur acrimonie dans les parties membraneuses sur lesquelles elles peuvent agir, une irritation qui occasionne aussi une pareille bouffissure, laquelle paroît même quelquefois dans des parties éloignées de l'abscès; telles sont, par exemple, celles qui arrivent aux mains par des suppurations de la poitrine ; ce genre de bouffissure dépend dans ce dernier cas si manifestement de la présence des matieres purulentes , qu'il disparoît toujours aussi-tôt qu'on donne issue aux matieres. Cette œdeme qui est occasionée par l'irritation des matieres de l'abscès , est aisée à distinguer de l'œdême qui arrive par l'affoiblissement de l'action organique des chairs qui couvrent l'abscès , parce que celle-ci est plus compacte & pâteuse que celle-là , qui est plutôt une bouffissure qu'une véritable œdême.

Il est important de démêler tous ces genres d'œdême , parce qu'ils fournissent des indications différentes. Nous ne devons nous arrêter ici qu'à l'œdême purulente , laquelle paroît dans le déclin des inflammations qui se terminent par résolution. Nous toucherons cependant quelque chose de la cure de l'œdême par étranglement, que causent les inflammations extérieures qui se communiquent à quelques parties membraneuses ; car il est quelquefois difficile de ne pas confondre cette œdême avec l'œdême de la résolution de l'inflammation , surtout quand l'une & l'autre se trouvent ensemble.

Cure des œdêmes produits par inflammation.

La cure de toute œdême qui résulte ou qui dépend d'une inflammation, exige qu'on ne perde point de vûe l'inflammation qui l'a produite, ou qui l'a occasionnée ; car si l'œdême dépend, comme nous venons de l'expliquer, de l'inflammation d'une partie membraneuse, cette même inflammation suffit pour l'entretenir ; & si elle n'est formée que par l'humeur purulente, l'inflammation qui a produit cette humeur, peut, si elle occupe encore beaucoup de tissu des graisses où cette humeur est infiltrée, peut, dis-je, par elle-même, c'est-à-dire, par l'engorgement inflammatoire, fermer les passages à cette même humeur, & l'empêcher de cheminer dans ce tissu, de s'y disperser, & de rentrer par les capillaires veineux dans les routes de la circulation, pour s'échapper enfin par les voies qui donnent issue aux humeurs excrémenteuses. Ainsi, dans la cure d'une œdême, produite de quelque maniere que ce soit par une inflammation, on doit toujours regarder l'engorgement inflammatoire qui l'accompagne, comme un obstacle qui, selon qu'il est plus ou moins considérable, s'oppose plus ou moins à la résolution de cette œdême. On ne doit donc pas abandonner entiérement l'usage des topiques antiphlogistiques, qui se réduisent ici aux relâchans tempérans, à moins qu'on ne soit bien persuadé que l'inflammation ne peut plus apporter d'empêchement à la dissipation de ces œdêmes.

L'œdême purulente fournit d'ailleurs par elle-même des indications particulieres, auxquelles nous devons satisfaire pour procurer ou accélérer sa résolution. Ces indications consistent à entretenir la fluidité de la matiere qui forme cette œdême, à exciter plus ou moins l'action des vaisseaux & des vésicules du tissu de la partie où cette humeur est infiltrée, à provoquer dans cette partie l'excrétion des sucs excrémenteux retenus dans les voyes de la transpiration, à entretenir dans le relâchement tous les tuyaux & toutes les voyes qui servent à la dispersion de cette humeur purulente, à émousser la sensibilité de la partie malade, afin que l'activité des remedes qu'on doit employer pour exciter l'action des parties engorgées par cette humeur, ne rappelle point l'inflammation, enfin, à faciliter le retour de cette même humeur dans les veines.

On satisfait à toutes ces indications par des topiques qu'on appelle *résolutifs*, & par des remedes généraux. Mais avant que d'entrer dans le détail de ces remedes, il faut expliquer ce qu'on doit entendre par résolution.

La résolution est aidée par deux genres de remedes, généraux & topiques.

CHAPITRE VII.

De la Résolution.

POUR se former une idée juste de l'effet des remedes que nous venons d'indiquer, il faut être revenu de l'opinion des Anciens, qui ont regardé la résolution des tumeurs comme une évaporation de la matiere qui les forme; car ils ont cru que cette matiere étoit subtilisée par la chaleur des remedes résolutifs, & qu'elle s'échappoit ensuite à travers les pores de la peau. Une telle résolution n'est pas compréhensible, lorsqu'on fait seulement attention que la

Fausse idée de la résolution.

ſimple cuticule ne ſe laiſſe pas même pénétrer par les vapeurs de la tranſpiration. Nous remarquons tous les jours que quand l'épiderme ſe ſépare de la peau ſans ſe rompre, il retient ces vapeurs, & forme des veſſies où ces mêmes vapeurs ſe trouvent ramaſſées & condenſées ſous la forme d'une liqueur lympide, qui ne peut s'échapper que par la rupture de cette cuticule. Cependant cette même cuticule fournit facilement le paſſage à ces vapeurs, lorſqu'elle n'eſt point ſéparée des vaiſſeaux excrétoires qui les conduiſent & qui les expulſent. Apparemment que les pores de cette partie par leſquels elles paſſent alors, ſe reſſerrent quand ils ſont ſéparés des vaiſſeaux excrétoires qu'ils terminent; & qu'au contraire ces mêmes canaux leur étant unis, les empêchent de ſe fermer ſi exactement, & obligent même, par leur action organique, les ſucs excrémenteux de forcer la réſiſtance que les bords de ces petits pores peuvent oppoſer.

On voit du moins par-là qu'excepté ces mêmes pores qui terminent les vaiſſeaux excrétoires, la ſurpeau ne fournit point diſſues par leſquelles nos sucs puissent s'écouler. On doit faire la même remarque par rapport à la peau, non-seulement parce qu'elle est plus épaisse, mais parce que de plus on voit évidemment que si elle étoit pénétrable à nos liqueurs par d'autres ouvertures, la surpeau qui la couvre, & qui lui est adhérente, rendroit ces passages inutiles : Car on ne doit pas prendre pour des issues suffisantes, les pores infiniment petits dont la peau, comme tous les autres corps dont le tissu est formé par des trames ou des réseaux vasculaires, peuvent être fournis : Ces porosités peuvent bien laisser entrer & sortir des particules extrêmement fines, qu'on doit regarder comme passageres ou étrangeres à ces corps ; mais ce n'est point de ces particules passageres ou fugitives dont il est question ici ; il s'agit de sucs grossiers & sensibles, assujettis à parcourir les routes ou les vaisseaux qui les renferment. Si les matieres purulentes pouvoient se dissiper par ces pores, qui sûrement sont disproportionnés aux molécules de nos humeurs, ce seroit surtout celles qui sont extravasées, & qui forment des abscès sous la peau, parce qu'elles n'ont que la peau à traverser, & qu'elles sont entierement hors des routes de la circulation ; au lieu que celles qui sont infiltrées dans le tissu cellulaire, ont de plus à traverser les membranes de ce tissu, lequel leur fournit d'autres routes qui leur sont beaucoup plus proportionnées, & par lesquelles elles peuvent être entraînées par d'autres sucs qui parcourent ces mêmes routes. Cependant nous ne voyons point que ces matieres extravasées hors de ce tissu se dissipent à travers la peau. Si des abscès se terminent par résolution, c'est parce que le pus est repris par le tissu cellulaire qui le verse dans les veines, d'où il est conduit par les arteres à des secrétoires, par lesquels il est expulsé d'une maniere ordinairement fort sensible. Ainsi il trouve plus de facilité à rentrer dans les routes de ce tissu d'où il étoit sorti, qu'à passer par les porosités de la peau. Il faut donc convenir que le pus ne peut traverser la peau, si ce n'est par les voies de la transpiration, c'est-à-dire, par le moyen des tuyaux qui peuvent le conduire jusqu'à l'épiderme. Ainsi les matieres purulentes qui se trouvent hors de ces conduits, ou qui ne peuvent y avoir accès, telles que sont celles qui sont infiltrées dans le tissu cellulaire, ne sçauroient s'évaporer à travers la peau.

Il faut donc distinguer exactement une évacuation qui s'opere par des tuyaux excrétoires, & qui est bornée par ces organes à des sucs que peuvent leur fournir les arteres immédiatement; il faut, dis-je, distinguer une pareille évacuation de cette prétendue résolution par évaporation, que les Anciens ont imaginée, qui, selon leur idée, ne se borne à aucun genre d'humeur, & qui n'exclue pas même celle qui sont extravasées, ni celles qui sont renfermées dans d'autres vaisseaux que des arteres. Il est donc visible que l'évacuation qui s'exécute seulement par les excrétoires de la peau de la partie malade, ne peut s'étendre jusqu'à l'humeur purulente qui est infiltrée dans le tissu des graisses, puisque cette excrétion est limitée à certains sucs qui sont fournis seulement par les capillaires artériels, & qui doivent avoir un rapport nécessaire avec les organes qui les filtrent.

Réſolution par diaphoreſe.

Nous ne nions pas cependant que la réſolution de l'humer purulente ne puiſſe avoir lieu en partie par cette voie, car l'humeur purulente formée dans les arteres, peut ne point paſſer toute entiere de ces arteres qui la forment dans le tiſſu cellulaire, une partie peut être admiſe par les ſécrétoires de la peau, & évacuée avec l'humeur de la tranſpiration par ces mêmes ſécrétoires. Ce cas doit arriver ſurtout dans les inflammations de la peau où les vaiſſeaux ſécrétoires de cette partie ſont, ſelon toute apparence, plus à portée que le tiſſu cellulaire, de recevoir la matiere purulente. Cette même réſolution a peut-être lieu auſſi un peu ſur la fin des inflammations phlegmoneuſes qui ſe terminent par réſolution; car les arteres, qui, dans les grandes inflammations, dégorgent l'humeur purulente par toutes les iſſues qu'elles peuvent lui fournir, en dépoſeront quelque portion dans la voie de la tranſpiration, & la réſolution de cette portion ſe fera alors par les conduits excrétoires de la peau.

Réſolution par intromotion.

Mais l'humeur purulente qui paſſe des arteres dans le tiſſu cellulaire, & qui forme l'œdême, eſt infiltrée dans des parties qui n'ont ni le ressort, ni l'action des arteres; elle ne peut, parce qu'elle perd beaucoup de son mouvement, conserver toute sa fluidité : & c'est par sa condensation que l'œdême devient remarquable : Ainsi elle ne peut former d'œdême que lorsqu'elle est sortie des arteres. C'est principalement de la résolution de cette sorte d'œdême dont il s'agit présentement. Or, il est évident que cette humeur étant sortie des arteres, & infiltrée dans le tissu de la partie, elle n'a plus de communication avec les voies de la transpiration; ainsi quoiqu'elle soit placée sous la peau, & peut-être dans le tissu de la peau même, qu'elle paroisse par conséquent fort proche des sécrétoires de cette partie, le chemin qu'elle auroit à faire pour y parvenir seroit cependant extrêmement long : Car elle seroit obligée de regagner la masse du sang par les veines capillaires, & de parcourir tout le cercle de la circulation, pour être conduite par les arteres à ces sécrétoires; mais en prenant ce chemin, tous les sécrétoires de la peau, & même tous les sécrétoires du corps qui peuvent l'admettre, lui sont indifférens; alors cette évacuation générale, ou du moins diſperſée, n'eſt plus, comme on l'entend ordinairement, une réſolution de l'œdême à travers la peau de la partie malade; ce n'eſt donc pas une telle évacuation que nous devons avoir immédiatement en vûe dans l'application de nos topiques réſolutifs. Quel eſt donc l'effet immédiat de ces topiques? Il faut avant que de l'examiner, parler d'une autre ſorte de réſolution purulente, ou plutôt d'une eſpece de ſuppuration que nous avons appellée ci-devant *exudation*, afin de déterminer au juſte ce qu'on doit entendre par la réſolution inſenſible de l'œdême purulente, qui eſt la réſolution qu'on veut obtenir par l'uſage de ces remédes.

Réſolution purulente par exudation; ce que c'eſt.

Cette eſpece de réſolution que nous appellons exudation, arrive aux inflammations des parties membraneuſes, elle eſt ſurtout fort remarquable dans les grandes ophtalmies, lorſque l'inflammation eſt parvenue à ſon état. Les matieres purulentes qui exudent de la ſurface, par exemple, de l'œil & des bords des paupieres, peuvent être apperçûes fort ſenſiblement.

Cet écoulement eſt facile à comprendre dans une inflammation qui occupe une partie dont la surface n'est pas, comme la peau, couverte d'un fort épiderme; car lorsque l'inflammation vient à dilater excessivement les vaisseaux formés par les dernieres ramifications des capillaires artériels de cette partie, les ouvertures par lesquelles ces capillaires communiquent avec les petits vaisseaux blancs qui forment le tissu de ces membranes, sont dilatées à proportion. Ainsi la matiere purulente qui se forme par l'inflammation, passe facilement des capillaires artériels dans ces vaisseaux blancs Elle attendrit, relâche, & rompt extérieurement les parois extrêmement minces de ces vaisseaux : c'est-à-dire, qu'elle rompt ces parois du côté qui n'est point appuyé par d'autres vaisseaux. Ces petites ruptures lui fournissent des issues imperceptibles, par lesquelles elle s'évacue, & nous prenons cette suppuration insensible pour une résolution.

Cette même suppuration doit avoir lieu plus ou moins dans les inflammations des parties membraneuses, selon que de pareilles ruptures peuvent s'y faire plus ou moins facilement ; ou peut-être selon que ces membranes peuvent être plus ou moins fournies de vaisseaux excrétoires qui peuvent donner issue à la matiere purulente ; mais ce dernier cas pourroit à juste titre être regardé comme une véritable résolution insensible, & non comme une exudation : car celle qui se fait seulement par les secrétoires de la peau, ne fournit point de matiere purulente qui se montre sous une forme sensible de pus.

Exudation des inflammations intérieures.

Il paroît que les membranes du cerveau ne sont pas exemptes de l'exudation dont nous parlons ; car les Observateurs ont souvent remarqué dans les anfractuosités de ce viscere, après des fiévres aigues qui ont fait périr les malades, des matieres molles & blanchâtre, qui peut-être n'étoient que le produit d'une pareille suppuration. On en trouve quelquefois aussi à la surface des autres parties internes du corps. Elle se manifeste encore plus dans les rhumes & dans les péripneumonies, & pleurésies, par le caractere purulent que prennent les crachats vers le temps

Dans les inflammations de poitrine.

de la terminaison de ces maladies ; & on a remarqué que les peripneumonies, & les pleurésies, où les malades crachent du sang dans les premiers temps, ne sont pas les plus redoutables ; apparemment que la rupture des vaisseaux qui fournissent le sang procure ensuite de petites issues qui facilitent cette sorte de suppuration ; & que l'inflammation ayant son siége dans le poulmon, la matiere qui suppure, peut-être comme le sang, facilement entraînée par les crachats : Car quand l'inflammation est à la surface du poulmon, l'exudation n'a pas toujours un si bon succès, & on trouve souvent cette surface fort chargée de cette sorte de matiere que l'inflammation a fournie, & qui n'a pû être rejettée, comme dans le cas précédent, hors du corps, par la voie des crachats. Ainsi, l'expectoration est dans les inflammations du poulmon une voie très-favorable à l'expulsion des matieres que fournit l'exudation. Aussi les grands Praticiens ne perdent-ils pas de vûe cette excrétion dans ces inflammations; car lorsqu'elle paroît, & qu'elle devient facile, & abondante, ils ne s'occuppent plus qu'à l'entretenir par des expectorans humectans, lubréfians, & légérement excitans; & alors les saignées, les purgatifs, les sudorifiques, & tous les autres remédes qui pouvoient occasionner quelque diversion leur sont suspects.

Dans les autres inflammations intérieures.

Toutes les inflammations des membranes des premieres voies, & des parties qui y communiquent, celles des membranes qui tapissent les cavités qui ont leurs issues par les narines ou par les oreilles, & celles des membranes des parties qui ont quelque communication avec la voie des urines, ont de même des passages par lesquels les matieres purulentes qu'elles exudent, peuvent facilement être rejettées hors du corps; ainsi ces matieres, que l'on peut appercevoir alors, ne sont pas fournies par une véritable résolution, ni par un abscès.

Les exudations des membranes extérieures des visceres, & de celles qui ne communiquent avec aucunes de ces voies excrétoires, peuvent du moins, lorsqu'elles ne sont pas trop abondantes, être resorbées; l'action, le frottement de ces membranes, le suintement de l'humidité qui les arrose continuellement, divisent, dispersent & délayent l'humeur purulente, & elle est reçue par les porosités ou glandes absorbantes destinées à reprendre l'humeur séreuse à mesure qu'elle est renouvellée par d'autre.

Quelques Praticiens disent avoir remarqué que des abscès formés se sont résouts à travers la peau d'une maniere fort sensible, quoique la matiere qui s'échappoit fut si fluide, qu'elle ne ressembloit pas à du pus. Ce phénomene est aussi difficile à comprendre qu'il est rare ; cependant il y a un cas où l'on conçoit qu'il peut arriver facilement, c'est lorsque le pus est placé immédiatement sous la peau, & qu'à force d'y séjourner, il se déprave au point de perdre sa consistence, & d'acquérir assez d'acrimonie pour percer imperceptiblement la peau, ou peut-être pour en ronger en partie les excrétoires, & s'ouvrir un passage par leurs tuyaux excrétoires. En s'ouvant ainsi des routes imperceptibles, il peut à la faveur de sa fluidité s'écouler sans solution de continuité extérieure apparente. C'est ce qui a donné lieu de prendre, comme dans le cas précédent, cette évacuation insensible, ou cette suppuration, pour une véritable résolution. Nous n'avons point envie de changer les noms, mais nous voulons du moins empêcher qu'on ne confonde sous un même terme des choses fort différentes.

Ce que c'est que la résolution insensible.

L'oedême occasionnée par une inflammation qui se termine par résolution, est causée, comme nous l'avons dit, par la matiere purulente que produit l'inflammation, & qui s'infiltre dans le tissu de la partie enflammée, surtout dans le tissu cellulaire des graisses, lorsque l'inflammation s'étend jusques dans ce tissu; tant que cette humeur occupe les tuyaux ou les vésicules de ce tissu sans les rompre, l'oedême subsiste; mais si elle rompt ce tissu, elle s'extravase, & produit un abscès; alors la suppuration est établie, du moins une suppuration intérieure, puisqu'il y a un écoulement par solution de continuité; & cet état n'est plus compris sous celui de la terminaison de l'inflammation par résolution.

Nous nous bornons ici à la simple

infiltration de la matiere purulente dans les différens canaux du tissu de la partie enflammée ; or il n'y a d'autres voies pour la résolution de cette matiere, que les vaisseaux mêmes qu'elle occupe & qu'elle parcoure. Celle qui aura été déposée dans les secrétoires de la peau & dans leurs tuyaux excrétoires, sera conduite par ces tuyaux aux pores de la peau, & expulsée par cette voie. Celle qui aura enfilé des routes qui communiquent des arteres avec les veines, suivra ces routes, & rentrera par les veines dans la masse du sang, qui s'en débarrassera par tous les différens excrétoires qui peuvent lui fournir des issues. C'est donc cette humeur retenue dans les tuyaux excrétoires de la peau, dans les vésicules des graisses & dans les autres vaisseaux blancs du tissu de la partie enflammée, qui forme l'œdême ; & la dissipation ou la résolution de cette œdême, consiste par conséquent dans la dispersion & dans l'expulsion de cette humeur, par l'action organique des vaisseaux ou des vésicules qu'elle occupe.

CHAPITRE VIII.

Des Topiques Résolutifs.

L'ART peut, comme nous l'avons déjà remarqué, contribuer à la résolution en trois manieres : 1°. En entretenant la fluidité de l'humeur purulente, ce que l'on fait surtout par le moyen des remedes généraux. 2°. En faisant cesser les froncemens ou les contractions que l'inflammation peut opposer au cours de cette humeur. 3°. Enfin, en excitant l'action organique des tuyaux & des vésicules où cette même humeur séjourne.

C'est principalement à ces deux dernieres indications que se borne l'effet de nos topiques résolutifs (*a*). Ainsi ces topiques doivent être tous

(*a*) On pourroit, à la rigueur, mettre au nombre des résolutifs les antiphlogistiques dont nous avons parlé ci-devant, parce qu'ils suffisent souvent seuls pour résoudre les inflammations. Mais pour ne rien changer dans les dénominations établies par l'usage, nous appellons, avec tous les Praticiens, remedes résolutifs, ceux dont nous allons parler.

ensemble relâchans & stipulans ; mais quelquefois plus ou moins relâchans, & quelquefois plus ou moins stimulans. Il y en a qui peuvent d'ailleurs contribuer encore à la résolution par des effets particuliers qui doivent être examinés séparément : C'est pourquoi nous diviserons tous les résolutifs différens en quatre classes. La premiere comprendra les *résolutifs stimulans*. La seconde, les *résolutifs relâchans*. La troisiéme, les *résolutifs emolliens* Et la quatriéme, les *resolulifs diaphorétiques*.

RÉSOLUTIFS STIMULANS.

Ces remédes doivent être considérés selon différens dégrés de force ou d'activité. Les plus puissans sont ceux qui ont une saveur fort remarquable, amere ou âcre, & pour la plûpart une odeur aromatique, comme les semences carminatives séches, sçavoir, celles *d'anis*, *de coriandre*, *de carvi*, *de cumin*, *d'ammis*, *d'aneth*, *de carottes*, *de panais*, *de liveche*, *de fenouil*, *de seseli*. Les bayes carminatives, comme celles de *genievre*, *de laurier*. Les plantes aromatiques, comme le *romarain*, *la sauge*, *le thim*, *le serpolet*, *la marjolaine*, *la lavande*, *le calament*, *le polium*, *le poliot*, *l'hysope*, *la menthe*, *l'abrotanum*, *le stœchas*, *la sariete*, *l'absinthe*, *la tanaisie*; les plantes âcres, comme le *tabac*, *la cigue*, *la racine d'arum*, *de serpentaire*, *de sigillum Mariæ d'iris*, *de brione*. Les liqueurs ardentes, comme, *l'esprit de vin*, *l'eau-de-vie*, *les eaux spiritueuses des plantes aromatiques & des semences carminatives*, *le camphre*, *le sel armoniac*, *les sels essentiels* tirés par infusion des plantes ameres & âcres.

Ces violens résolutifs ne peuvent point convenir seuls pour procurer la résolution des œdêmes purulentes, accompagnées encore de quelque reste d'inflammation, à moins que l'action organique de la partie engorgée ne fut tellement affoiblie, que l'on eût à craindre la mortification. Mais dans les cas mêmes où l'inflammation n'est pas entiérement dissippée, on peut les employer en fort petite quantité avec des remédes relâchans. Si l'œdême purulente est considérable, que l'inflammation soit fort appaisée, on peut mêler quelque peu de poudre de plantes aromatiques ou de semences carminatives avec les farines cuites dans le vin, dans l'eau ou dans une décoction émolliente, selon l'état de l'inflammation & de l'œdême. Les racines que nous avons nommées étant pilées & cuites dans de l'eau en forme de cataplasme, peuvent être employées dans le même cas; on peut y ajoûter quelques plantes relâchantes, si l'inflammation l'éxige: La dose de tous ces résolutifs doit être diminuée ou augmentée, selon qu'il y a plus ou moins d'inflammation.

Les résolutifs stimulans moins puissans sont, *les bayes & les semences carminatives*, cueillies avec leur maturité, *le liere de terre, l'yvette, le marrube, l'œnanthe, le persil, le cerfeuil, l'angelique, l'ache, le lorier odorant, l'armoise, la bétoine, le scordium, le pastel, la melisse, la matriculaire, l'aristoloche, l'herbe au chat, le stachis, la rue, le basilic, l'enula campana, la barbarée, la verveine, le vin, &c.* L'usage de ces remédes est moins suspect dans le déclin des inflammations que celui des remédes précédens, on peut les employer dans le même cas,

Résolutifs moins actifs.

ils ont moins besoin de correctifs.

RÉSOLUTIFS RELASCHANS.

On comprend sous ce genre de résolutifs ceux qui donnent la fluidité aux sucs épaissis, qui assoupissent & détendent les parties solides, sans en diminuer l'action organique, & qui au contraire l'excitent un peu, tels sont *les fleurs de feves, de bouillon blanc, de violette, de bourache, de buglosse, de lis, &c. l'eau tiéde animée d'un peu d'eau-de-vie, une légere dissolution de savon. Les autres relâchans* mêlés avec quelques résolutifs stimulans plus ou moins puissans, selon qu'on veut les rendre plus ou moins actifs. On peut placer parmi ces remedes les animaux nouvellement tués & appliqués tous chauds, ou quelque partie de ces animaux : Il ne faut pas les laisser long-temps, car la chaleur de l'inflammation les corrompt fort promptement. On employe fort avantageusement tous ces remedes dans les cas où l'inflammation est encore fort considérable.

Résolutifs anodins. On peut rapporter à ce genre les *résolutifs anodins.* Ces remedes émoussent la sensibilité de la partie malade, &

& qui empêchent, par cette propriété, que leur activité ne rappelle la douleur & l'inflammation (*a*), tels sont *le camphre la theriaque*, *le safran*, *la fleur de sureau*, *d'hyeble*, *de camomille*, *de marrube*, *de genêt*, *de rue*, *de valeriane*, *de melilot*, *&c.* La plupart des résolutifs sont fort modérés, ils conviennent dans les cas où la vivacité de l'inflammation est encore beaucoup à craindre, on les employe bouillis dans l'eau ou dans le lait, ou bien cuits avec les farines ou avec le cataplâme *de micâ panis*.

RE'SOLUTIFS EMOLLIENS.

Ce genre de résolutif est destiné

(*a*) On a de la peine à comprendre qu'un remede puisse en même-tems diminuer la sensibilité d'une partie, & augmenter l'action des vaisseaux de cette même partie; cependant la réalité de ces deux effets est remarquable dans l'usage des narcotiques; on sçait, par exemple, que l'opium augmente le jeu des arteres, qu'il calme les douleurs, & arrête les mouvemens volontaires, qu'il excite cependant le jeu des arteres; ce qui semble prouver que les nerfs qui servent dans une partie au mouvement des vaisseaux, & au sentiment, ne sont pas les mêmes, & que les esprits animaux peuvent être excités & rallentis en même-tems dans les uns, & excités dans les autres.

pour les inflammations qui dégénerent en tumeurs dures & ſchirreuſes, où la ſuppuration n'eſt pas à craindre, parce que l'inflammation eſt entierement, ou preſque totalement appaiſée. Ces remedes ſont les *gommes actives, comme la gomme ammoniaque, l'oppopanax, le ſagapenum, le bdelium, le galbanum*, &c. les emplâtres où entrent ce genre de gommes, comme l'emplâtre diachilon, l'emplâtre des mucilages, l'emplâtre de diabotanum, l'emplâtre de Vigo *cùm mercurio*, l'emplâtre de ciguë, l'emplâtre de mélilot, les huiles composées de ſubſtances actives, telles que ſont l'huile d'euphorbe, l'huile de concombres ſauvages, l'huile d'iris, l'huile de capres, l'huile de nicotiane, l'huile des Philoſophes. Les onguens de ce même genre, comme l'onguent aregon, l'onguent de arthanita, l'onguent néapolitain, l'onguent martiatum, l'onguent ſplénique, l'onguent de bdelium; le cérat des mucilages, le cérat diabotanum *cùm mercurio*, &c.

Les Praticiens intelligens n'appliquent ce genre de remedes ſur les tumeurs dures, qu'après avoir fait précéder l'usage des relâchans émolliens. Ces relâchans détrempent & amollissent les sucs endurcis, sans exciter l'action des canaux où ces sucs sont arrêtés. On attend, pour ainsi dire, que ces sucs soient pénétrés & délayés par la partie âqueuse & dissolvante de ces remedes, & qu'ils ayent repris assez de fluidité, pour obéïr à l'action organique des tuyaux qui en sont engorgés, avant que d'exciter cette action par des émolliens remplis de parties actives, tels que sont les résolutifs émolliens dont il s'agit présentement; car si on employe ces résolutifs lorsque les sucs ont trop de consistence & de ténacité, pour être mis en mouvement par le jeu des solides, on irrite inutilement l'action des vaisseaux, & on excite dans la partie une chaleur qui ne sert qu'à épaissir davantage ces sucs, ou à occasionner une suppuration imparfaite : Mais quand on n'a recours à ces remedes qu'après que les sucs ont été rendus assez fluides pour pouvoir être déplacés, ils procurent promptement & sûrement la résolution de la tumeur.

RÉSOLUTIFS DIAPHORÉTIQUES.

Ces remedes ſont tout enſemble relâchans, anodins & ſtimulans : Par leur qualité relâchante, ils diſſipent le froncement des glandes & des tuyaux excrétoires de la peau : Par leur vertu anodine, ils rendent ces glandes & ces tuyaux moins ſenſibles, & en état de ſupporter l'acrimonie des ſucs excrémenteux de la tranſpiration que l'inflammation a rendus trop irritans : Par leur propriété légérement ſtimulante, ils invitent doucement ces organes à expulſer ces excrémens. Ces remedes ſont les mêmes que les réſolutifs anodins dont nous venons de parler, je veux dire, *le camphre, la theriaque, le ſafran, la fleur de ſureau, d'hieble, de camomille, de marrube de genêt, de rue, de valeriane, de melilot, &c.* On doit les preſcrire ſous une forme liquide, ſoit par diſſolution, ou décoction, ſoit qu'on ſe ſerve de leur eau diſtillée, afin que la partie malade ſe trouve toujours comme dans un bain chaud, & qu'ils puiſſent ſuffiſamment relâcher les tuyaux excrétoires, & y pénétrer assez profondément pour y détremper & tempérer l'excrément, & l'humeur purulente qui s'y trouvent retenus, surtout dans les érésipeles, & afin qu'ils puissent par leur activité, provoquer l'excrétion de ces humeurs.

Mais il faut prendre garde de laisser dessécher ou refroidir ces remedes. Ce sont deux inconvéniens ordinaires auxquels les remedes appliqués sous une forme liquide sont sujets; ainsi, il faut arroser fréquemment les compresses qui en doivent être imbibées, & les couvrir, comme il convient, pour les empêcher de se refroidir. On peut même placer proche de la partie malade quelque bouteille ou quelqu'autre vaisseau convenable rempli d'eau chaude, pour entretenir plus sûrement une chaleur douce.

USAGES DES TOPIQUES RÉSOLUTIFS.

Par le moyen de ces différentes classes de résolutifs, on peut se conduire sûrement dans la cure de l'œdême purulent, en variant ces remedes, selon les différens dégrés de l'inflammation qui l'accompagne, selon l'état de la congeſtion œdémateuſe ; ſelon le dégré d'inertie des vaiſſeaux engorgés par l'humeur purulente, & ſelon les voies par leſquelles ſe doit faire la réſolution de l'œdême : Car, comme nous l'avons dit, elle peut ſe faire par les voies de la tranſpiration, ou par le retour de l'humeur purulente dans les routes de la circulation.

Uſages différens des réſolutifs dans le phlegmon & dans l'éréſipele.

Ces deux derniers cas ont beſoin d'être éclaircis, à cauſe des attentions particulieres qu'ils exigent dans la cure des deux genres d'inflammation, je veux dire, de l'éréſipele & du phlegmon, où ces remedes extérieurs peuvent être employés. Dans l'éréſipele qui n'occupe que la peau, l'excrément de la tranſpiration retenu dans les tuyaux excrétoires de cette partie, eſt plus à redouter que le peu d'humeur purulente que peut produire une telle inflammation ; mais dans le phlegmon qui eſt une inflammation qui s'étend profondement, il ſe produit une ſi grande quantité de matiere purulente, qu'on doit plus craindre l'abſcès que la malignité de cet excrément retenu; car ce dernier ſe trouve tellement inondé & enveloppé par cette matiere, qu'il ne cause jamais aucun désordre. Le rétablissement de la transpiration doit donc plus nous occuper dans l'éréſipele, que la réſolution de l'œdême purulente; & la réſolution de l'œdême purulente exige au contraire plus d'attention dans le phlegmon, que le rétabliſſement de la tranſpiration. Mais c'eſt ſurtout dans le temps que l'œdême commence à ſe former, & que l'inflammation eſt encore conſidérable, qu'on doit être attentif à cette réſolution; car lorſque l'inflammation eſt entiérement ſur ſon déclin, l'œdême, quoique tout-à fait formée, dégénere rarement en abſcès; parce que l'inflammation ne ferme plus les paſſages dans le tiſſu où s'infiltre la matiere purulente, elle ne s'oppoſe plus au progrès de l'infiltration & de la diſperſion de cette matiere; ainſi, cette humeur n'eſt plus forcée de rompre ce tiſſu. Dans ce dernier état, la réſolution de l'œdême eſt d'elle même preſque aſſûrée, ſurtout ſi cette œdême n'eſt point accompagnée d'une diſpoſition à la mortification, qui anéantiſſe l'action organique du tiſſu engorgé; c'eſt pourquoi les inflammations internes se résolvent tous les jours parfaitement, quoique nous ne puissions, sur la fin de ces inflammations, secourir la nature par des topiques résolutifs. Cette remarque fait assez sentir combien on doit être circonspect sur l'usage des résolutifs un peu actifs, lorsque l'inflammation est encore à craindre; car l'activité de ces remedes peut l'entretenir & même la ranimer, & dans ces cas, ils provoqueroient la suppuration, plutôt que de favoriser la résolution que l'on veut obtenir. Ainsi, l'application de ces remedes, doit particuliérement dans le phlegmon, être réglée sur l'état de l'inflammation. Dans l'érésipele, leur usage est plus pressant & moins à craindre, on ne redoute pas la même suppuration, & il peut prévenir celle que l'on doit appréhender. On doit éviter que l'excrément retenu dans les sécrétoires de la transpiration ne demeure exposé pendant tout le temps de la maladie, à l'ardeur de l'inflammation, de crainte qu'il n'acquierre, comme il arrive assez ordinairement aux érésipeles, une acrimonie qui détruise la surface de la peau, & qui y produise des vessies, des herpes, des écoulemens ichoreux, & même des ulceres corrosifs. On doit presque dès les premiers tems mêler les résolutifs diaphorétiques aux antiphlogistiques. (*a*)

Les topiques conviennent mieux en forme de cataplasme, qu'en fomentation dans le phlegmon.

Dans le phlegmon où l'on a un autre genre de résolution en vûe, & où l'effet des remedes exterieurs doit pénétrer profondement, les cataplasmes conviennent mieux que les fomentations, parce qu'ils contiennent un plus grand volume de remedes, parce qu'ils entretiennent mieux la chaleur qui les fait agir, & parce qu'ils empêchent davantage la dissipation des parties les plus volatiles & les plus pénétrantes de ces mêmes remedes.

(*a*) Je ne veux pas insinuer ici que ces accidens dépendent toujours de l'excrément de la transpiration retenue; car je ne doute pas que le plus souvent ils ne dépendent de la malignité de la cause irritante qui fait naître l'érésipele, surtout l'érésipele miliaire & fort ardente; & alors on doit prescrire les résolutifs anodins, & mêlés avec les remedes tempérans dont nous avons parlé ci-devant.

CHAPITRE IX.

Remedes généraux qui facilitent la résolution.

CES remedes peuvent être regardés comme délayans ou comme acuans.

REMEDES GÉNÉRAUX DÉLAYANS.

Effets des délayans.

Ces remedes rendent l'humeur purulente plus aqueuse, plus méable ou plus coulante, & moins putrescente, toutes conditions qui facilitent extrêmement la résolution de cette humeur ; car comme plus aqueuse ou plus délayée, elle est elle-même un relâchant qui contribue à dissiper l'inflammation qui pourroit s'opposer à son mouvement : Comme plus coulante, elle chemine plus facilement dans le tissu qu'elle occupe, & elle en pénétre mieux tous les passages ; comme moins putrescente, c'est-à-dire, moins susceptible d'altération putride, elle est moins disposée à mordre sur le tissu cellulaire, à le macerer & à le rompre, & par conséquent à s'extravaser. L'usage de ces remedes généraux délayans est donc très-avantageux dans la cure des inflammations qu'on veut terminer par résolution.

Ils se réduisent au régime humectant & à la saignée.

Ces remedes se réduisent à un régime fort humectant, on peut y comprendre aussi la saignée, parce que c'est plutôt comme délayant & comme relâchant, que comme simple évacuant, que ce remede est si salutaire dans les inflammations.

L'usage de la saignée ne doit pas être entierement borné aux premiers tems de la maladie.

Cependant les Anciens en ont presque limité l'usage dans les inflammations internes, surtout dans la pleurésie au premier tems de l'inflammation : Il est vrai que la suppuration peut commencer à s'établir dans la vigueur même de l'inflammation, & que quand cette terminaison est décidée, il nous est impossible de nous y opposer par aucun remede. Ainsi ce n'est point par les résolutifs que nous pouvons prévenir la suppuration, ce n'est que par les remedes qu'on employe dans les premiers tems de la maladie, c'est-à-dire, par les remedes qui s'opposent directement à l'inflammation.

Ce n'eſt donc pas comme remede réſolutif, mais comme remede antiphlogiſtique, que la ſaignée peut empêcher la ſuppuration. Cependant on ne peut pas conclure de-là que ce remede devienne entiérement inutile, après le quatriéme ou cinquiéme jour, qui eſt le temps où cette terminaiſon, comme on le croit ordinairement, eſt, ou évitée, ou devenue inévitable; la conſéquence ſeroit peu juſte : car, ce remede peut non-ſeulement déterminer la réſolution, mais encore la faciliter lorſque l'inflammation ſe diſſipe par cette voie, & par conſéquent, l'uſage en eſt très-utile, lors même qu'on a éloigné la ſuppuration, c'eſt-à-dire, lorſque la réſolution eſt décidée; ſurtout lorſque ce remede a été trop ménagé dans les premiers jours.

De plus, on doit faire attention, que quoique l'inflammation prenne la voie de la réſolution, cette terminaiſon, qui, dans les inflammations internes, décide de la vie des malades, n'eſt pas toujours ſi aſſurée, que ſouvent l'inflammation ne puiſſe encore y apporter de l'obſtacle, & entretenir le danger. Or, peut-on l'écarter alors plus ſûrement que par la ſaignée?

Ainsi ce remede n'a point alors de tems limité ; mais il faut apporter beaucoup d'attention à démêler les cas qui l'exigent, d'avec ceux où il peut être nuisible, surtout dans les inflammations dont nous venons de parler.

Lorsque la véhémence des accidens rend encore l'inflammation redoutable par rapport à la suppuration, ou par rapport à un engorgement inflammatoire excessif de la partie, on doit alors, surtout dans les inflammations internes, recourir à la saignée, même dans les derniers tems de la maladie, autant que le danger paroît l'exiger.

Mais hors ces cas, il ne faut pas s'exposer à jetter par ce remede, l'action organique des solides dans une langueur préjudiciable à la coction & à la résolution, ni à nuire à la suppuration qui se fait par exudation, qui est la terminaison ordinaire de la plûpart des inflammations internes, particulierement des inflammations du poulmon : En effet, les grands Praticiens ont regardé la saignée comme funeste, lorsque l'évacuation de cette suppuration prend sa route par la voye des crachats.

L'engorgement du poulmon est le principal accident qui paroît le plus exiger la ſaignée, dans les derniers tems de l'inflammation ; mais cet engorgement varie beaucoup par ſa nature, & par ſes cauſes : Il y a des engorgemens glaireux auſquels la ſaignée faite trop abondamment dans le commencement de la maladie a pû beaucoup contribuer, & auſquels elle n'eſt pas plus avantageuſe dans les derniers tems. L'emétique réuſſit beaucoup mieux, ſurtout lorſqu'on le donne de bonne heure, c'eſt avant que les matieres glaireuſes ſoient trop engagées, & trop fixées dans les vaiſſeaux. Ces engorgemens ont lieu principalement dans les fauſſes pleuréſies ou fluxions de poitrine, ſurtout lorſque le ſang qu'on tire par la ſaignée ſe couvre de beaucoup d'humeurs glaireuſes qui ne prennent qu'une conſiſtence molle & viſqueuſe. D'autrefois l'engorgement eſt cauſé par des concrétions polypeuſes qui ſe forment proche du cœur dans les troncs des arteres & des veines pulmonaires, ce qu'on doit craindre lorſque l'humeur glaireuſe qui couvre le ſang eſt abondante, & prend une conſiſtence fort coënneuſe & fort dure : La ſaignée peut prévenir ces concrétions dans les premiers tems, mais elle devient inutile à la fin de la maladie. Souvent l'engorgement est occasionné par une cause maligne qui affecte principalement le genre nerveux, & débilite l'action organique de la partie : Alors la saignée, surtout les saignées fort multipliées, ne peuvent être que pernicieuses. Souvent aussi la malignité tend à faire tomber la partie enflammée en gangrene, & on attribue mal-à-propos cette gangrene à un excès d'inflammation ; dans cette idée, on met toute sa ressource dans la saignée qui contribue beaucoup alors au malheur qu'on veut éviter. Quelquefois il n'y a que des apparences d'engorgement occasionnées par des contradictions spasmodiques, qui gênent extrêmement la respiration, & contre lesquelles la saignée est ordinairement inutile. Car souvent ces affections spasmodiques sont causées par des matieres retenues dans les premieres voyes, & alors la purgation est très-salutaire. Il y a donc différens engorgemens inflammatoires, où la saignée n'est pas également indiquée : Mais toujours faut-il être d'autant plus circonspect sur l'usage de ce remede, qu'on avance plus vers la fin de la maladie, & que ce même remede aura été employé abondamment dans les premiers jours.

CHAPITRE X.

Remedes évacuans qui facilitent la résolution.

Effets des évacuans.

LES évacuans dont nous voulons parler ici sont principalement les émétiques, les purgatifs, les sudorifiques, les diurétiques, les expectorans; mais l'usage de ces derniers ne s'étend guere qu'aux inflammations de poitrine. Tous ces remedes sont des stimulans, qui étendant leur effet jusques dans la partie où l'humeur purulente est infiltrée; causent une espece de remuement qui disperse cette humeur, & la fait cheminer dans les routes qui la conduisent dans les veines; ils aident par-là à la résolution de l'œdême, & ils entraînent ensuite l'humeur purulente par l'évacuation qu'ils procurent. Il est aisé de s'appercevoir que ces remedes doivent être employés avec la même circonspection que les topiques résolutifs: Parce que l'agitation qu'ils causent dans les vaisseaux, peut ranimer l'inflammation. Ainsi, plus cet inconvénient est encore à craindre, dans le temps où l'on veut faciliter la résolution par ces évacuans, plus on doit les employer avec choix & avec précaution. Tous ceux qui sont un peu versés dans la pratique, sçavent assez user de ces remedes avec méthode, & ceux qui n'en sont pas encore capables, ne peuvent apprendre à les employer sûrement que sous la conduite de Maîtres expérimentés, qui leur fassent connoître par l'habitude des sens, les signes de l'état de la maladie où ils peuvent être employés avec sûreté; c'est pourquoi nous nous étendrons peu sur l'administration de ces remedes : Ce que nous avons dit suffit pour faire connoître qu'on n'en doit pas précipiter l'usage, à moins qu'on n'ait en vûe d'autres indications que celles que fournit la résolution dont il s'agit ici, & pour faire connoître aussi qu'on ne doit employer d'abord que ceux qui agissent doucement, qu'on doit choisir par rapport à la fiévre les jours de rémission ou de calme, & qu'on doit les administrer avec un véhicule tempérant & relâchant.

Il y a cependant des cas preſſans où l'on doit en uſer plus hardiment. M. Freind s'eſt fort bien trouvé de n'avoir pas gardé tant de ménagemens dans les petites véroles, par rapport à l'uſage des purgatifs : Il eſt vrai que dans ce genre de maladie où l'humeur purulente, malgré la ſuppuration des puſtules, ſe trouve encore diſperſée partout le tiſſu des graiſſes, & où la maſſe du ſang devient bientôt infectée de cette humeur chargée de l'héthérogene qui a cauſé la maladie, ces évacuans peuvent être ſalutaires de fort bonne heure ; & ils doivent rarement être nuiſibles alors, car on n'a pas à craindre la ſuppuration ; on peut au contraire prévenir par leur moyen, de funeſtes dépôts, ſurtout dans les petites véroles confluentes ou fort abondantes, qui ordinairement ne ſe bornent pas à la ſurface du corps ; mais qui ſe trouvent auſſi en grande quantité à la ſurface des parties intérieures. D'ailleurs ces petites véroles ſon ſouvent accompagnées auſſi d'un caractere putréfactif, qui corrompt les humeurs, & qui oblige de recourir à la purgation dès les premiers jours, & de la continuer pendant tous les temps de la maladie. Cet état forme dans la petite vérole une complication très-dangereuse, dont on ne peut prévenir les mauvais effets que par une purgation modérée & suivie ; c'est principalement dans ce cas où les Praticiens, sans le distinguer, ni le déterminer, ont reconnu les avantages de la purgation dans la petite vérole, ce qui doit nous tenir en garde contre leurs observations qui sont trop indécises, parce qu'elles sont trop vagues & trop équivoques ; car dans les petites véroles purement inflammatoires ; elle ne doit avoir lieu que dans le commencement, pour vuider les premieres voies, & dans l'état de purulence, pour débarrasser les humeurs de la matiere de la suppuration dont elles sont chargées, & qui pourroit se déposer sur quelque partie : Ainsi, dans cette derniere espéce de petite vérole, la purgation est bornée au dernier temps de la maladie ; son usage demande encore plus de circonspection dans les petites véroles gangréneuses, & dans les autres petites véroles malignes.

M. Freind n'est pas moins décidé, par sa propre expérience, sur l'usage précipité des purgatifs dans l'érésipele de la tête, lorsque les accidens, comme le délire, les convulsions, l'assoupissement paroissoient annoncer la perte du malade. On comprend facilement que ce n'est pas simplement l'inflammation extérieure qui cause ce danger extrême; mais l'inflammation qui pénétre intérieurement, & qui s'étend jusqu'au cerveau ou jusqu'à ses membranes; alors l'humeur purulente que produit l'inflammation, contribue à l'engorgement de ces parties: les purgatifs peuvent causer le déplacement de cette humeur, & mettre le cerveau plus à l'aise: Or, si on continue l'usage de ces remedes, à mesure que l'humeur purulente se produit & se dépose, ils peuvent débarrasser aussi à mesure les parties où elle s'infiltre; & par-là sauver la vie au malade. Le même effet est très-connu de tous les Praticiens dans les dépôts qui se forment sur ces mêmes parties dans les maladies aiguës, & qui produisent les mêmes accidens; car on employe souvent en pareil cas, les purgatifs avec un succès admirable. Mais si dans l'éréſipele dont il s'agit, l'inflammation étoit par elle-même la ſeule cauſe de ces accidens, je doute que les purgatifs fuſſent ſi favorables, je les crois même alors fort dangereux, ſur tout lorſque l'inflammation s'étend juſqu'au péricrâne, & ſe communique aux membranes du cerveau. Les inciſions qu'on feroit pour débrider le péricrâne pourroient mieux réuſſir dans ce cas que les purgatifs : Mas il eſt trop difficile à démêler, il n'y a que l'état déplorable du malade qui puiſſe dans l'incertitude, quand les ſaignées abondantes n'ont pû réuſſir, autoriſer ce remede extrême : Je l'appelle un remede extrême, parce que ces opérations extraordinaires & douteuſes ſont regardées, ſurtout lorſqu'elles ne réuſſiſſent pas, comme des tentatives trop cruelles & trop téméraires. Cependant on connoît aſſez le ſuccès de ces inciſions dans les playes de tête accompagnées d'inflammation au péricrâne, pour y recourir auſſi dans ces éréſipels qui s'étendent juſqu'à cette partie : Mais dans les playes, le Public eſt accoutumé aux inciſions, elles n'expoſent point le Chirurgien à ſa cenſure.

La réuſſite des émétiques dans les inflammations eſt plus difficile à comprendre que celle des purgatifs ; auſſi l'uſage n'en eſt-il dû qu'à des tentatives haſardées dans des cas déſeſpérés, où elles nous ont découvert dans ce remede une reſſource qui a été ſouvent très-ſalutaire. Un ſuccès ſi heureux & ſi ſurprenant a enfin ébranlé les Praticiens les plus ſages & les plus méthodiques ; ils oſent quelquefois ſe livrer à cette pratique, toute aveugle qu'elle eſt ; & les bons effets que ce remede produit quelquefois dans ces maladies, en ont même rendu l'uſage familier à pluſieurs Médecins, ſurtout dans les pleuréſies, dans les fluxions de poitrine, & dans la ſquinancie : Les parties, qui ſont entrepriſes par ces maladies, ſont fort expoſées aux ſecouſſes que l'opération de ce remede produit ; ces ſecouſſes obligent apparemment l'humeur purulente de cheminer dans le tiſſu qu'elle engorge, elles la diſperſent, par ce moyen, elles rendent la partie malade plus libre ; mais il faut ſe garder de le donner à une forte doſe, de crainte d'exciter des efforts exceſſifs qui cauſeroient du déſordre dans la partie engorgée : Auſſi a-t'on remarqué que quand ce remede agit avec trop de violence, les ſuites en ſont ordinairement fâcheuſes. L'uſage des émétiques a lieu auſſi en d'autres cas dans les mêmes maladies, même dès les premiers temps. Il arrive ſouvent, comme nous l'avons déjà dit, que des matieres qui ſéjournent dans les premieres voyes, cauſent par l'entremiſe des parties nerveuſes, des irritations dans des parties éloignées ; ces irritations forment obſtacle à la circulation, & cauſent une eſpece d'inflammation ſympathique, qui dépend tellement de la préſence des matieres retenues dans les premieres voyes, qu'elle ceſſe ſouvent dès l'inſtant que ces matieres ſont évacuées : C'eſt pourquoi les émétiques ont ſouvent opéré des guériſons ſubites dans des pleuréſies, dans des ſquinancies dans des éréſipeles à la tête, &c. mais comme ce n'eſt gueres que par conjectures qu'on peut en pareil cas recourir à ces remedes, on doit, dans la crainte de ſe méprendre, ne les preſcrire qu'immédiatement après la ſaignée.

L'uſage des ſudorifiques eſt plus

borné que celui des purgatifs & des émétiques; il faut qu'il se trouve dans les sécrétoires par lesquels ils agissent, des dispositions particulieres pour obéir à ces remedes, & pour donner passage aux sucs que l'on veut expulser par cette voie; sans ces dispositions, ils n'ont d'autre effet que d'augmenter la fiévre, & d'enflammer davantage le sang ; ou, si ils procurent une sueur, elle est prise aux dépens de la partie âqueuse de nos humeurs, qui doit être ici extrêmement ménagée, & cette sueur qui n'entraîne point alors l'humeur que l'on veut évacuer, ne peut être que très-désavantageuse au malade: C'est pourquoi les Praticiens les plus expérimentés, & les plus prudens ne préviennent point la nature du côté des sueurs, ils attendent qu'elle se détermine elle-même pour ce genre d'évacuation. Quand elle prend cette voie, ils se réglent sur ses démarches, s'ils sont à portée de les appercevoir lorsqu'elle les manifeste, car on ne peut pas toujours les prévoir : Et comme il faut saisir ce moment pour la seconder dans son opé-tion, l'occasion nous échappe souvent,

vent. Heureusement la nature se suffit alors presque toujours à elle-même ; c'est pourquoi l'usage des sudorifiques n'est pas fort étendu, ni ordinairement fort important dans la cure des inflammations Les diaphoretiques dont l'effet se borne à entretenir ou à rétablir simplement la transpiration, y conviennent davantage, surtout dans le commencement & dans le tems de la résolution des inflammations érésipelateuses ; ils peuvent dans le commencement, aider, peut-être à la dépuration du sang, lorsque l'hétérogêne qui produit l'inflammation, va se fixer à la peau ; & dans le déclin, ils servent à rétablir la transpiration dans la partie enflammée, & procurer par toute la surface du corps, l'excretion des sucs excrementeux qui doivent s'évacuer par cette voye ; & comme ils agissent sans violence, on les employe en toute sûreté.

On doit penser de même des diurétiques foibles, car ils suffisent pour entretenir l'excretion des substances excrementeuses qui doivent continuellement s'évacuer par la voye des urines : C'est pourquoi, on a coutume de s'en servir, surtout dans les tiſannes & dans les apoſêmes pendant tout le cours de la maladie. Mais il y a apparence qu'on n'a pû tirer aucun ſecours des puiſſans diurétiques, en quelque tems que ce ſoit, dans la cure des inflammations, car ils ne ſont recommandés par aucun Praticien remarquable.

Pratiques ſuſpectes dans les inflammations.

Comme nous ne nous attachons ici qu'à des indications ſûres qui ſe preſentent d'elles-mêmes évidemment, ou qui ſont du moins conſtatées par une experience qui n'eſt ni équivoque, ni démentie par les vérités les plus manifeſtes de l'Art, nous ne parlerons pas ici de divers remedes ſuggerés par le préjugé, ou introduits par un témeraire empyriſme dans la cure des inflammations; tels ſont les remedes les plus chauds & les plus vifs que quelques-uns oſent employer ou preſcrire dans le fort de l'inflammation, tant interieurement qu'exterieurement; cette pratique qui répugne aux indications les plus évidentes, & qui n'a d'autre garant que les idées de quelques ſpéculatifs, ou l'experience particuliere de quelques ignorans, ne peut entrer dans le plan d'une methode que l'on entreprend de perfectionner par toutes les connoiſſances qui peuvent la rendre ſûre & intelligible. Nous comprenons bien que l'uſage de ces remedes violens peut n'être pas toujours funeſte aux malades.

La réſolution eſt la terminaiſon la plus naturelle de l'inflammation ; car elle ne peut ſe détourner de cette voye qu'il ne ſurvienne dans le tiſſu de la partie malade quelque déſordre qui lui eſt étranger, ainſi les autres terminaiſons ne ſont que des accidens qui arrivent dans le cours de la maladie, qui en changent entierement l'ordre, & la font dégenerer en un autre genre de maladie : Or, il n'eſt pas inconcevable qu'une maladie inflammatoire, quoiqu'irritée & augmentée par des remedes donnés mal-à-propos, ne puiſſe ſuivre ſon cours naturel, & qu'une inflammation par conſéquent, quoique mal traitée, ne puiſſe ſe terminer par réſolution. Nous n'en pouvons pas douter, puiſque dans certains cas où nous nous oppoſons exprès à cette terminaiſon, parce qu'elle nous eſt ſuſpecte, elle réſiſte ſouvent à tous nos efforts, & arrive quelquefois même avantageuſement pour le malade. Il n'eſt donc pas étonnant que ceux qui, pour la procurer, employent des remedes capables de s'y oppoſer, paroiſſent quelquefois réuſſir; mais les exemples qu'on peut fournir de ces prétendus ſuccès ne peuvent avoir aucune autorité ſur l'eſprit des Praticiens éclairés.

CHAPITRE XI.

Cure de l'inflammation par Suppuration.

QUAND il eſt néceſſaire qu'une tumeur ſuppure, on ne peut compter que ſur l'inflammation pour obtenir une ſuppuration louable, c'eſt-à-dire, une ſuppuration purulente, ce qui eſt different dans les playes & dans les ulceres, où, comme nous l'avons dit, elle ſe forme & ſe reproduit tous les jours ſans inflammation, du moins ſans inflammation rémarquable.

Indications à remplir pour conduire une inflammation à ſuppuration.

La ſuppuration qui forme un abſcès, n'eſt pas une terminaiſon naturelle de l'inflammation: Car outre l'inflammation, elle suppose dans la partie malade une solution de continuité dans le tissu cellulaire des graisses, qui est accidentelle à cette maladie, puisqu'indépendamment d aucune solution de continuité, une inflammation peut avoir entierement son cours : C'est par cette solution de continuité que l'humeur purulente s'extravase & forme l'abscès ; ainsi il faut commencer, 1°. Par procurer cette solution de continuité dans l'interieur de la partie malade, pour procurer la suppuration, lorsqu'on veut terminer une inflammation par cette voye. 2°. Il faut faciliter la collection du pus. 3°. Procurer l'évacuation par une ouverture exterieure. 4°. Aider enfin à la suppuration du reste de l'humeur purulente qui se trouve encore retenuë dans le tissu de la partie malade. Ainsi nous devons, comme les Anciens, considerer la suppuration d'une inflammation sous quatre états differens ; sçavoir, la formation de l'abscès, l'accroissement de l'abscès, l'évacuation de l'abscès, & la suppuration des chairs abscedées.

CHAPITRE XII.

Formation de l'Abſcès.

Cauſe de la formation de l'abſcès.

LA formation de l'abſcès conſiſte, comme nous l'avons dit, dans la dilaceration du tiſſu cellulaire des graiſſes. Quatre cauſes peuvent y contribuer, 1°. Une inflammation exceſſive qui occupe ce tiſſu, & y ferme les paſſages par leſquels ces cellules communiquent avec les veines, & par leſquels ces mêmes cellules communiquent entre elles. Cet obſtacle empêche l'humeur purulente de cheminer, de ſe diſperſer & d'être reçue par les veines. 2°. La violence de l'inflammation, qui produit une humeur purulente exceſſivement travaillée, âcre & fort ſuſceptible d'alteration putride, qui peut mordre ſur le tiſſu cellulaire. 3°. La grande abondance d'humeur purulente qui peut engorger & rompre ce tiſſu. 4°. Les remedes qui peuvent amollir ou attendrir ce même tiſſu, & le rendre plus facile à percer ou à rompre par cette humeur.

Il n'y a que la derniere de ces causes qui dépende immédiatement des remedes. Les trois premieres dépendent, comme on le voit, de la grandeur de l'inflammation : C'est l'inflammation dont le tissu cellulaire est entrepris, qui empêche la résolution de l'œdême purulente : C'est aussi l'inflammation, quand elle est fort vive, qui rend l'humeur purulente fort putrescente & âcre ; enfin, c'est encore l'inflammation qui produit une grande quantité de matiere purulente.

On ne peut donc parvenir à faire suppurer une inflammation foible & languissante, qu'en l'augmentant ou la ranimant par des topiques actifs & irritans. Mais si l'inflammation est fort violente, on comprend assez qu'on est dispensé de recourir à ces remedes, & qu'il suffit d'employer ceux qui peuvent faciliter l'extravasation de l'humeur purulente dans le tissu cellulaire, en attendrissant la substance de ce tissu : On peut néanmoins avoir ces deux indications à remplir en même-tems, je veux dire, exciter l'inflammation, & faciliter tout ensemble la rupture du tissu cellulaire. Ainsi nous devons, selon les differens cas, user de trois sortes de ſuppuratifs, qui ſont les ſuppuratifs *irritans*, les ſuppuratifs *emolliens*, & les ſuppuratifs *emolliens-irritans*.

SUPPURATIFS IRRITANS.

Ces remedes ſont remplis de particules âcres, volatiles, & fort actives, qui augmentent par leur irritation le froncement des capillaires arteriels, par lequel le ſang eſt arrêté dans ces capillaires, & qui excitent exceſſivement l'action organique de ces mêmes capillaires. Tels ſont *l'euphorbe, les ſemences de moutarde, de creſſon, de ſtaphiſaigre, les oignons de ſcille, les oignons ordinaires, l'ail, les racines d'arum, de ſerpentaire, de brione, de cyclamen, d'aſarum; la fiente de pigeon, de chevre; les forts réſolutifs ſtimulans dont nous avons parlé ci-devant*; car ces remedes peuvent auſſi être ſuppuratifs, lorſqu'on les applique de bonne heure ſur les inflammations qu'on veut faire ſuppurer. On en forme des cataplames qu'on peut animer par quelque eau ſpiritueuſe ou quelque huile diſtillée, ou un peu d'eſprit ou de ſel volatil ammoniac. Ces ſuppuratifs ſtimulans conviennent surtout lorsqu'il faut faire suppurer une inflammation œdémateuse, une inflammation languissante, une inflammation qui tend à la mortification par quelque malignité qui débilite le principe vital; mais il ne faut pas confondre cette malignité avec un autre genre de malignité qui agit, comme nous le marquerons ailleurs, par une espece de causticité : Car on apperçoit assez que des remedes âcres ne peuvent pas convenir dans ce dernier genre de malignité, qui consiste dans une acrimonie excessive.

Usage de remedes.

SUPPURATIFS EMOLLIENS.

Ces suppuratifs sont ceux qui, comme nous l'avons dit, peuvent relâcher & attendrir la substance du tissu cellulaire des graisses, & faciliter la rupture de ce tissu & l'extravasation de l'humeur purulente. Tels sont *les graisses de porc, de mouton, de bœuf, l'œsipe, les fientes d'hommes* (a) *de*

(a) C'est moins pour proposer l'application d'un tel remede que nous en parlons, quoiqu'il soit très-puissant & fort usité parmi les Paysans, que parce qu'il nous donne lieu

pourceau, *le jaune d'œuf*, *les pilules de pariétaire*, *de guimauve*, *de mauve*, *de figues*, *d'oignon de lys*, *de branc-ursine*, *la farine de lin & les autres relâchans émolliens dont nous avons parlé ci-devant*, lesquels sont suppuratifs, étant appliqués dans les grandes inflammations, *les onguens basilicon*, *de la mere*, *d'althæa*, *d'huile de lys*, *les emplâtres de mucilage*, *de diachylon simple*, *&c.*

Usage de ces remedes.

Ce genre de suppuratif suffit lorsque l'inflammation est fort considérable, & qu'elle peut contribuer suffisamment à la suppuration : Car on doit éviter d'augmenter les inflammations violentes & fort grandes par leur étendue dans la crainte de causer des abscès énormes. La prudence demande même qu'on les modere quelquefois pour s'opposer, autant qu'il est possible, à l'abondance de ces suppurations, qui par leur quantité excessive peuvent être fort désavantageuses & même mortelles ; pour lors on ajoûte à ces remedes les farines, ou bien *la mie de pain avec le lait*. Mais quand ces grandes inflam-

de faire dans la suite quelque remarque que nous ne devons pas négliger.

mations sont accompagnées de dureté, on doit choisir parmi ces remedes ceux qui sont les plus émolliens. On doit non-seulement préferer les suppuratifs émolliens dans les grandes inflammations où une suppuration trop abondante est à craindre, mais encore dans les inflammations dures & ardentes au dernier excès, comme sont les charbons & les furoncles, où les sucs albumineux se durcissent par l'excès de la chaleur, au lieu de se convertir en pus.

Attentions à faire dans le choix des suppuratifs.

On ne doit pas appliquer dans le fort d'une grande inflammation qu'on veut terminer par suppuration, les remedes huileux, gras & onctueux, qui sont renfermés sous le genre de suppuratifs dont nous parlons; on ne doit pas du moins les employer seuls, de crainte qu'ils ne fassent dégenerer, comme nous l'avons remarqué ci-devant, l'inflammation en gangrene.

SUPPURATIFS EMOLLIENS-IRRITANS.

Ces remedes possedent les propriétés des deux genres de suppuratifs précedens: tels sont les gommes *am-*

moniaque, labdanum, sagapenum, oppopanax, tacamahaca, galbanum-bdelium, les graisses & les huiles surannées, le vieux fromage, le savon noir, le levain, les emplâtres de diachilon magnum, de diabotanum, les suppuratifs des deux genres precedens mêlés ensemble. Nous pouvons rapporter à ce genre de suppuratifs les traînées de pierres à cauteres, car elles peuvent produire très-efficacement les deux effets qui doivent satisfaire aux deux indications que nous avons à remplir; parce que ces pierres causent en agissant, une irritation qui peut beaucoup ranimer l'inflammation dans une partie où elle languit; & la suppuration qui détache ensuite les escarres qu'elles produisent, fournit extérieurement un pus, qui bien menagé ou bien retenu, peut attendrir les chairs plus puissamment qu'aucun remede.

On s'apperçoit assez que les suppuratifs émolliens & irritans conviennent à toutes les inflammations qu'il faut exciter pour qu'elles puissent suffisamment contribuer à la suppuration qu'on veut provoquer, mais sur tout aux inflammations des glandes, qui sont accompagnées de beaucoup de dureté, & qui ne sont pas assez vives pour dégenerer en abscès.

CHAPITRE XIII.

Accroissement de l'Abscès.

LEs Anciens regardoient le tems de l'accroissement de l'abscès comme le tems de la coction du pus, parce que si on ouvre un abscès, quand la matiere purulente que forme l'inflammation n'est pas encore formée, c'est-à-dire, quand il n'y en a que fort peu d'extravasée, le tissu où elle est répandue, qui n'est pas détruit, fournit beaucoup de sang lorsqu'on le coupe. Ils pensoient que ce sang qui se trouve alors en grande quantité dans le pus, & qui s'écoule avec lui, formoit avec ce pus la matiere de l'abscès; mais que cette matiere n'étoit pas encore entierement convertie en pus par une coction parfaite, qui, selon eux, étoit le terme de la maturité de l'abscès, & ils donnoient aux suppuratifs qu'ils employoient pour avancer cette prétendue coction dans les abſcès, le nom de *maturatifs*, ou celui de *digeſtifs*; mais ce dernier nom a été donné particulierement à ceux qu'on employe pour faciliter la coction & l'iſſuë du pus dans les playes.

Lorſque l'abſcès étoit entierement formé, ils penſoient à l'évacuer; mais ſi la matiere étoit trop profonde, ils continuoient encore l'uſage des ſuppuratifs; & ils appelloient *attractifs* ceux dont ils ſe ſervoient dans ce dernier cas.

Maturatifs et Attractifs.

Ces differens noms, de maturatifs & d'attractifs, ne déſignent pas differens genres de remedes ſuppuratifs; mais ſeulement differens effets des mêmes remedes, effets qui dépendent ſimplement de l'état & de la ſituation de l'abſcès. Quand on employe ces topiques uniquement pour provoquer la ſuppuration, on les appelle *ſuppuratifs*; quand on les employe lorſque la ſuppuration eſt décidée, & que la collection du pus ſe fait, on les appelle *maturatifs*, parce que ceux qu'on employe alors ont principalement la propriété d'attendrir la ſubſtance ſolide de la partie ſur laquelle on les applique, & de la rendre par-là plus facile à être détruite par le pus, dans l'endroit où l'abſcès eſt commencé: Car c'eſt cette deſtruction qui contribue le plus au progrès de l'abſcès, & ce progrès étoit, ſelon eux, l'effet de la coction. Le pus coopere lui-même beaucoup, avec ces remedes, à attendrir les parties qui l'avoiſinent: Nous voyons en effet que quand nous appliquons des maturatifs un peu actifs ſur une partie qui renferme du pus, la ſurpeau ſe détache & ſe diſſout, pour ainſi dire; & quand on touche alors à la peau, on s'apperçoit qu'elle eſt extraordinairement attendrie; ce qui n'arrive pas de même lorſqu'on applique ces ſuppuratifs ſur une partie où il n'y a pas de pus. A la vérité on s'eſt apperçu que le même effet arrive auſſi, mais beaucoup moins promptement, à une partie qui renferme du pus, & ſur laquelle ces remedes n'ont point été appliqués. Ainſi, il eſt viſible que le pus & ce genre de remedes contribuent ensemble au progrès de l'abscès; c'est pourquoi le pus a toujours été regardé lui-même comme un puissant maturatif.

Enfin, lorsque le foyer de l'abscès est fort profond, & qu'on applique ces mêmes remedes pour faire faire exterieurement du progrès à la suppuration, on les appelle *attractifs*, parce qu'en enflammant & en attendrissant la partie du côté qu'ils sont appliqués, ils déterminent le progrès de l'abscès vers ce même côté, & semblent par-là attirer vers lui la matiere de l'abscès.

Usage des Maturatifs.

Le pus qui est déjà rassemblé, est lui-même, comme nous l'avons remarqué, un puissant maturatif qui agit immédiatement sur le tissu cellulaire des graisses où il est renfermé: Ainsi nous devons le regarder comme le remede le plus efficace dont nous puissions nous servir pour faciliter la collection de l'humeur purulente que l'inflammation fournit, & qui passe continuellement des arteres dans ce tissu; car en détruiſant de plus en plus ce même tiſſu, il multiplie prodigieuſement les iſſues par leſquelles elle peut ſe répandre dans le foyer de l'abſcès. Cette deſtruction eſt ſurtout extrêmement avantageuſe dans les ſuppurations qui ſe creuſent dans une partie pluſieurs petits foyers, comme il arrive dans les corps glanduleux.

Les glandes ſont peu fournies intérieurement de tiſſu cellulaire; les conglobées n'en ont preſque point, elles ne paroiſſent qu'un tiſſu de vaiſſeaux que Nuck a comparé à la mouſſe qui croît ſur les arbres. Ces glandes s'engorgent & ſe gonflent facilement, lorſque la circulation y trouve quelque obſtacle; on s'en apperçoit ſouvent à celles des aînes & des aiſſelles: Car une irritation un peu conſiderable, ſoit au pied, ſoit à la jambe ou à la cuiſſe, ſoit à la main ou au bras, eſt auſſi-tôt ſuivie d'un gonflement très-remarquable dans ces glandes. Chacune de ces glandes eſt couverte de membranes, dont la moindre contraction cauſée par cette irritation, peut étrangler les veines & les autres vaiſſeaux qui ſortent de ces glandes; les arteres par leur action & par la force de leurs membranes résistent davantage à cette contraction ; ainsi elles peuvent continuer d'introduire dans le corps de la glande beaucoup de sang & d'autres sucs qui ne peuvent en sortir ; ces glandes acquierent par-là un volume extraordinaire.

Puisque ces parties peuvent s'engorger si facilement, il ne paroît pas douteux que les inflammations qui leur arrivent ne puissent être suivies d'engorgemens purulens. Cependant ces engorgemens ne peuvent se faire que dans le tissu vasculaire même de ces glandes, puisque ces parties sont privées, ou du moins presque privées de substance cellulaire : Ainsi, leurs arteres ne peuvent dans une inflammation, dégorger l'humeur purulente qu'elles forment, que dans les vaisseaux & dans les cavités imperceptibles qui communiquent avec ces arteres, & qui reçoivent les sucs qui sont propres à ces differens genres de glandes. L'humeur purulente déposée dans ces vaisseaux ne peut en sortir tant que les enveloppes de la glande restent gonflées par l'inflammation, & lui ferment toute issuë :

C'eſt pourquoi les engorgemens inflammatoires de ces parties glanduleuſes ſe diſſipent difficilement par la réſolution.

L'inflammation des glandes ſe réſout difficilement.

Elles ne ſe terminent pas aiſément non-plus par la ſuppuration, parce que les vaiſſeaux où l'humeur purulente eſt infiltrée, réſiſte à cette humeur beaucoup plus que le tiſſu des graiſſes; & quand elle parvient à ruiner ces vaiſſeaux dans quelques endroits de la glande, il ſe forme autant de petits foyers diſperſés dans cette glande, qu'il y a d'endroits où l'humeur purulente a pû s'extravaſer parce que ces vaiſſeaux n'ont pas, comme les véſicules du tiſſu des graiſſes, de communications par leſquelles toute l'humeur purulente puiſſe ſe raſſembler dans le premier foyer qui ſe forme; il n'y a que la deſtruction de la plus grande partie du tiſſu de la glande; il n'y a dis-je, que cette deſtruction que cauſe avec le tems le pus qui croupit & ſe déprave dans ſes différens foyers, qui puiſſe permettre à tout le pus de ſe raſſembler en un ſeul foyer. La difficulté de cette collection eſt augmentée dans la plûpart de ces glandes par des cloi-

Elle ne ſe termine pas aiſément par ſuppuration, & pourquoi.

ſons membraneuſes qui partagent leur tiſſu : d'ailleurs il ſe trouve ſouvent pluſieurs de ces glandes en un même endroit, qui ſouffrent la même inflammation ; cette inflammation produit une ſuppuration diſperſée dans ces glandes qui ſe réunit très-difficilement en un ſeul abſcès.

Difference de la ſuppuration des abſcès des glandes, des cellules graiſſeuſes

La formation des abſcès trouve les mêmes obſtacles dans les glandes conglomerées, qui ont un tiſſu ferme. Ces corps glanduleux ſont formés de pluſieurs glandes qui ſont elles-mêmes compoſées par l'aſſemblage de pluſieurs autres glandules : Ainſi ces maſſes glanduleuſes ſont partagées intérieurement par les membranes des lobes, des glandes & des glandules qui les compoſent. Une contexture ſi interrompue & ſi traverſée doit beaucoup s'oppoſer à la réunion des différens foyers que la ſuppuration ſe creuſe dans les grains glanduleux qui forment ce genre de glandes, & dans les petits floccons du tiſſu cellulaire qui peuvent ſe trouver diſtribués entre les lobes de ces glandes.

Les difficultés qu'apportent tous ces obſtacles à la formation de l'abſcès dans les parties glanduleuſes, ont encore d'autres effets plus fâcheux, qui sont l'endurcissement de ces parties glanduleuses, & la malignité qu'acquierent les matieres qui suppurent. L'endurcissement arrive quand l'humeur purulente cause dans la glande une telle obstruction, qu'elle ferme toute entrée aux sucs que cette glande doit filtrer, & qui pourroient détremper cette humeur, ou du moins entretenir sa fluidité, comme font les sucs graisseux, lorsqu'elle est infiltrée dans leur tissu. Cette humeur tend à s'épaissir lorsqu'elle cesse d'être exposée à l'action immédiate des arteres, & s'épaissit en effet, lorsqu'au défaut de cette action elle n'est pas délayée par quelque liquide. D'ailleurs, la chaleur de la partie peut contribuer encore beaucoup à son épaississement.

Pourquoi elle se termine le plus souvent par endurcissement.

Celle qui se rassemble dans des foyers où elle peut conserver sa fluidité, où elle ne peut pas s'ouvrir d'issuë, & où par conséquent elle croupit trop long-tems se déprave & acquiert souvent une malignité qui donne lieu à des ulceres ou à des fistules très-fâcheuses & très-rebelles.

L'engorgement & la dureté de la

glande accompagnent toujours cette malignité, parce que l'acrimonie de la matiere retenue dans ces foyers irrite & fronce le tissu de la glande, & y arrête le cours des sucs, & parmi ces sucs arrêtés, ceux qui sont susceptibles de condensation prennent une consistence épaisse, qui jointe au tissu ferme de la glande, produit une dureté considérable.

En général, il ne faut pas ouvrir les abscès des glandes avant leur maturité.

Cependant il est fâcheux d'ouvrir une glande qui est en suppuration, avant que le pus distribué dans ces différens foyers soit rassemblé par la destruction de presque toute la glande en un seul abscès; parce que ces divers foyers venant à se creuser des routes qui communiquent avec la cavité que l'on a ouverte, ne produisent que des sinus intarrissables, par lesquels l'accès de l'air contribue beaucoup à la dépravation des matieres qu'ils fournissent.

Quelquefois il n'y a que le pus fluide de ces matieres qui s'écoule, le reste s'épaissit & se desseche assez pour n'être plus susceptible de dépravation, les sinus se referment, la suppuration cesse, la cavité que l'on a ouverte se réunit, & la glande reste dure ; c'eſt pourquoi les abſcès des glandes que l'on ouvre trop tôt ſont facilement ſuivis d'un ulcere malin ou fiſtuleux , ou du moins d'un endurciſſement difficile à réſoudre.

On évite donc ces inconvéniens , en laiſſant ſéjourner dans la maſſe glanduleuſe le pus qui a commencé à y former un abſcès ou un foyer principal , & en ſecondant extérieurement cet inſigne fondant par les plus puiſſans maturatifs. Les emplâtres ſuppuratifs qui ont la faculté d'amollir & d'irriter , dont nous avons ci-devant parlé , ſont préférables ici à toute autre forme de topiques ; mais leur conſiſtence ne doit pas être trop ferme , ils doivent être appliqués fort épais : Car s'ils réuſſiſſent ſi lentement pour l'ordinaire , c'eſt en partie parce qu'on en met trop peu , & qu'ils ſont ſouvent trop durs.

Il eſt quelquefois dangereux de différer fort long-tems à ouvrir les abſcès des glandes.

Si néanmoins on ſoupçonnoit d'avance quelque malignité dans la matiere qui forme cet abſcès, il vaudroit mieux précipiter l'ouverture , que d'attendre une ſuppuration complette , & s'il y avoit pluſieurs glandes , il faudroit enlever toutes celles que l'on croiroit atteintes intérieurement de ſuppuration, afin d'éviter les ſuites fâcheuſes de cette ſuppuration partagée en divers petits foyers.

Il faut encore prendre garde lorſqu'on differe à ouvrir un abſcès placé dans une partie glanduleuſe un peu conſidérable, que le pus ne ſe faſſe une iſſuë par-deſſous cette glande, & ne pénétre profondement dans les chairs, au lieu de s'approcher vers l'extérieur. » Une fille, dit Fabrice de » Hilden, (*a*) avoit un abſcès ſous » l'oreille, elle étoit ſans fiévre & ſans » accidens, mais parce qu'on différa » trop long-tems à ouvrir cet abſ» cès, la fiévre ſurvint avec des dé» faillances, des nauſées, des inſom» nies, des douleurs au dos & aux » reins. Enfin l'abſcès s'ouvrit exté» rieurement une iſſue, mais il ſortit » peu de matiere, parce qu'elle avoit » pénétré au-deſſous du corps glan» duleux de la parotide ſi profo de» ment, qu'on ne pût en procurer » l'évacuation; ainſi cet abſcès fit pé» rir la malade peu de tems après l'é» ruption.

(*a*) Cent. 1. obſ. 39.

Quand

Quand la ſuppuration ſe borne au tiſſus cellulaire qui ſe trouve entre pluſieurs glandes, ſans produire aucun foyer dans l'interieur de ces mêmes glandes, l'abſcès ou la tumeur qui ſe circonſcrit & qui s'amollit promptement, marque aſſez dans ce dernier cas, le temps où il convient d'ouvrir cet abſcès, ſans attendre la diſſolution des glandes, & ſans qu'il ſoit néceſſaire d'en emporter aucune.

Quoique les abſcès qui ſe forment dans le tiſſu cellulaire des graiſſes ſoient ſujets à moins d'inconveniens que ceux des glandes, il y en auroit cependant à les ouvrir prématurément, ſurtout lorſqu'ils ſont profonds, & que les chairs ſont encore fort enflammées ; car on a ſouvent obſervé que la playe que l'on fait, & qui forme alors une double maladie, les fait tomber en mortification, ou les jette dans une telle langueur, que le dégorgement de la matiere purulente infiltrée ne ſe peut faire que très-difficilement. Le froncement qui arrive à ces chairs y forme auſſi un obſtacle, enſorte que l'infiltration qui augmente rend ces mêmes chairs fort pâteuſes

& ſans action, ce qui rend la cure fort longue & difficile, & quelquefois elle finit par un endurciſſement formé par la matiere infiltrée, qui ſe fixe & s'épaiſſit dans le tiſſu cellulaire; ainſi il eſt beaucoup plus avantageux d'attendre à ouvrir l'abſcès, que la coction & la collection de la plus grande partie de la matiere purulente ſoient faites, à moins que quelques circonſtances particulieres n'obligent à avancer cette operation.

Il y a des cas où le progrès des abſcès eſt ſi prompt, qu'on doit moins penſer à l'accelerer par l'uſage des maturatifs, qu'à prévenir au plutôt par l'évacuation du pus, les déſordres que peut cauſer un progrès ſi rapide. Les abſcès, par exemple, qui ſont placés entre de grands muſcles, dont les interſtices ſont occupées par beaucoup de graiſſes qui ſe communiquent, ſe creuſent dans ces graiſſes des routes par leſquelles ils s'étendent ſous differens muſcles où leur matiere ſe multiplie & devient intariſſable. Les Praticiens ont ſouvent remarqué cette diſperſion dans les abſcès placés entre les muſcles de la cuiſſe, des lombes, de l'abdomen, dans les graiſses de l'anus, du perinée, &c. Le progrès de ceux qui se forment uniquement par l'inflammation entre le péritoine & les muscles du ventre, est encore plus redoutable, parce que les matieres fécales contenues dans les intestins communiquent au pus leur altération putride, & le rendent par-là si contagieux aux sucs graisseux & si destructifs par rapport au tissu cellulaire, qui se multiplie prodigieusement quand il s'accumule dans quelques endroits de cette région, où il y a beaucoup de graisse. On a quelquefois vû des abscès devenir absolument mortels en vingt-quatre heures par la rapidité de leur progrès : Ainsi il y a des cas où le Chirurgien doit craindre dès les premiers jours le progrès excessif des abscès, & d'autres au contraire où il ne doit rien négliger, quelquefois même pendant long-tems, pour procurer la maturité.

Le pus se multiple quelquefois prodigieusement dans les abscès de l'abdomen.

Usage des Attractifs.

Lorsque le pus est placé si profondement, qu'on a de la peine à connoître extérieurement l'état de la suppuration, & le foyer de l'abſcès, on employe, comme nous avons déjà dit, les *attractifs*, c'eſt-à-dire, les *ſuppuratifs emolliens-irritans*, pour étendre la ſuppuration vers l'extérieur, par le moyen de l'inflammation des parties qui couvrent l'abſcès, & par l'attendriſſement de ces parties qu'on tâche d'obtenir par les remédes. Ces topiques ne peuvent réuſſir que lorſque les parties ſont d'une texture qui ne réſiſte pas à l'action du pus, telle eſt celle du tiſſu adipeux, des membranes, de la peau, nous devons ajoûter auſſi celles des parties glanduleuſes, quoique le pus agiſſe plus difficilement ſur ces parties que ſur celles que nous venons de nommer. Mais ſi le pus étoit placé ſous quelques muſcles un peu conſidérables, on auroit en vain recours à ces remédes attractifs, parce que les muſcles qui ſont un peu épais réſiſtent trop à l'action du pus, & que l'abſcès continueroit toujours à s'étendre ſous ces muſcles dans les graiſſes voiſines, ſans faire aucun progrès vers le dehors; ainſi l'uſage de ces remédes, & le retardement que l'attente de leur effet apporte à l'évacuation du pus, ne servent alors qu'à rendre l'abscès fâcheux.

Quand la profondeur de l'abscès est accompagnée d'endurcissement, on ne doit pas employer d'abord les attractifs irritans, parce que les matieres infiltrées dans le tissu des solides s'étant endurcies, elles ne peuvent agir sur ces parties. Ainsi tant qu'elles sont dans cet état, l'abscès ne peut pas faire le progrès que l'on désire. L'inflammation que les attractifs pourroient exciter, se trouve empêchée aussi par ces mêmes matieres qui brident l'action organique des capillaires artériels de la partie où s'est formé l'endurcissement; or c'est cette inflammation, qui par l'humeur purulente qu'elle produit, contribue le plus à étendre l'abscès extérieurement : Ainsi l'endurcissement s'oppose en toute maniere à l'effet des attractifs, ces remédes peuvent eux-mêmes en pareils cas augmenter cet obstacle : Car par leur irritation, ils peuvent causer dans le tissu qui retient les matieres déjà épaissies, un froncement qui les empêche d'aller se répandre dans le foyer de l'abscès. Ce froncement, joint à l'embarras que causent ces matieres, empêché aussi l'humeur purulente, que l'inflammation peut former de nouveau, d'arriver à ce même foyer. D'ailleurs cette humeur qui se forme alors en petite quantité ne suffit pas pour amollir ou détremper les autres matieres arrêtées & épaissies; celles-ci lui font perdre au contraire sa fluidité; ainsi le peu d'inflammation que ces remédes peuvent exciter, ne sert qu'à les durcir & à les dessécher de plus en plus; c'est pourquoi les Anciens ont remarqué que les remédes chauds contribuent alors beaucoup à l'endurcissement.

Les suppuratifs simplement émolliens doivent préparer la voye à ces remédes, & ce n'est qu'après qu'ils ont, du moins en partie, ramolli la tumeur, qu'on peut ajoûter à ces suppuratifs simplement émolliens, les attractifs, c'est-à-dire, les suppuratifs irritans même les traînées de pierres à cauteres: Car ces caustiques peuvent être regardés comme des attractifs très-puissans, non-seulement par leur irritation qui doit augmenter l'inflammation, mais encore parce qu'ils peuvent contribuer au progrès de l'abſcès vers l'extérieur, par la ſuppuration qu'ils procurent extérieurement; il faut à la vérité laiſſer pourrir les eſcarres, afin de rendre cette ſuppuration plus abondante, & par conſéquent plus efficace pour attendrir les chairs extérieures; il faut d'ailleurs retenir ſur la partie, le plus qu'il eſt poſſible, les matieres qui ſuppurent, par des emplâtres ſuppuratifs émolliens & irritans, & par un appareil convenable; ainſi lorſqu'on leve cet appareil, on doit bien ſe garder d'eſſuyer ces matieres, & de détacher ſoi-même l'eſcarre, parce qu'on tariroit en partie la ſource d'une ſuppuration extérieure qui ne peut être trop abondante, & dont l'augmentation & l'efficacité dépendent ſur-tout du croupiſſement ou de la dépravation putride du pus qu'elle produit. Quand l'effet des pierres à cauteres n'a pas pénétré juſqu'au foyer de l'abſcès, on peut répéter l'applicaton de ces pierres (a) après que l'eſcarre de celle qu'on a appliquée d'abord s'eſt détachée.

(a) Fabri. Hild. cent. 6, obſ. 44.

CHAPITRE XIV.

Evacuation de l'Abſcès.

NOUS ne parlerons point ici des précautions que l'Anatomie doit inſpirer dans l'ouverture des abſcès; elles exigent des connoiſſances d'un genre fort different du ſujet que nous traitons, des connoiſſances qui ſont cependant d'un uſage très-étendu dans la cure des ſuppurations; mais il faut les puiſer dans leur ſource, & nous devons ſuppoſer que nos lecteurs les poſſedent aſſez pour connoître les dangers que l'on a à éviter dans les inciſions qu'on eſt obligé de faire pour donner iſſuë aux matieres que fournit la ſuppuration.

Abſcès cachés.

La profondeur de l'abſcès rend quelquefois la collection du pus entierement inſenſible au toucher, lorſque la ſuppuration ſemble cependant ſe faire remarquer par d'autres ſignes qui paroiſſent preſque déciſifs, ſurtout quand pluſieurs de ces ſignes concourent enſemble à la dévoiler. Ces ſignes sont l'inflammation qu'une partie a souffert, & qui s'est manifestée par elle-même ou par ses symptomes, un calme suit cette inflammation, & fait ensuite passer à de nouveaux accidens; la douleur se réveille dans la partie, la lésion des fonctions de cette même partie reparoît & augmente de plus en plus, à proportion que l'abcès fait du progrès. Des frissons & des accès irréguliers de fiévres arrivent aussi-tôt que les matieres qui croupissent, commencent à se dépraver. Enfin la suppuration se manifeste extérieurement par une œdême qui survient à la peau & aux graisses de la partie qui couvrent l'abscès. Ces signes sont ordinaires aux abscès purulens, mais ils manquent souvent dans les autres genres d'abscès, c'est-à-dire, dans les abscès qui se forment par congestion. L'œdême extérieure ne survient quelquefois que fort tard, surtout aux abscès profonds, où les parties extérieures n'ont presque pas été maltraitées par l'inflammation; cette œdême manque ordinairement aussi aux abscès qui se forment par des échappées de pus fourni par quelques abscès cachés ou intérieurs.

Pour rendre ce cas plus ſenſible, nous allons rapporter un exemple. Un homme ſentit après une fiévre continue, accompagnée d'inflammation de poitrine, une douleur aux lombes. On examina l'endroit où le malade ſouffroit, on remarqua une petite élévation ſans rougeur ni autres ſignes d'inflammation, néanmoins on s'apperçût enſuite par une tenſion, telle que celle qui peut cauſer un liquide, renfermé exactement entre des parties molles, qu'il y avoit un abſcès. La peau & les autres parties qui le couvroient étoient en bon état & ſans aucune œdématie, d'où l'on jugea que cet abſcès n'étoit qu'une fuſée d'un autre abſcès inconnu. On ouvrit cet abſcès des lombes, il s'évacua ſur le champ entierement, & ne fournit plus de matiere. Le malade mourut quelques jours après. L'ouverture du cadavre juſtifia le ſoupçon qu'on avoit eû, que les matieres de cet abſcès ne s'étoient pas formées dans la cavité qui les contenoit : Car on trouva qu'un des lombes du poulmon étoit preſqu'entierement tombé en ſuppuration, & qu'une petite portion du pus épanché dans la poitrine s'étoit fait vers les lombes, entre les attaches du diaphragme, un passage presqu'imperceptible, par lequel il s'étoit glissé, pour former l'abscès qu'on avoit découvert dans cette région.

Les suppurations les plus difficiles à se déterminer, sont celles qui succedent à des douleurs anciennes & vagues, comme celles que causent & entretiennent les rhumatismes. L'inflammation qui produit ces suppurations dans l'interieur d'une partie, & qui ne paroît point exterieurement, se confond avec ces douleurs, & par conséquent la cause de ces suppurations, le tems & le lieu où elles se forment, nous sont souvent cachés, il n'y a que les accidens que causent enfin ces suppurations qui puissent nous les faire soupçonner, & quand nous ne pouvons pas nous en assurer par le toucher, il est très-difficile d'en connoître exactement le foyer. L'endroit où la douleur & l'œdême dominent, doit être dans ce cas obscur, notre principal guide. Mais quand ces abscès profonds sont placés dans des parties fournies de grands muscles, comme au dos, aux bras, à la cuisse, la matiere qui se trouve retenue entre ces muſcles détruit en peu de tems le tiſſu cellulaire qui garnit leurs interſtices ; enſorte que ces abſcès cauſent ſouvent beaucoup de déſordre & s'étendent prodigieuſement, avant qu'on les ouvre, ce qui rend alors de tels abſcès très-dangéreux.

Lorſque l'inflammation eſt fort-étendue, & pénétre profondement dans une partie où les muſcles ſont ſéparés les uns des autres par des membranes ou cloiſons aponévrotiques, comme au bras, au dos, à la cuiſſe, &c. elle ſe termine quelquefois par une ſuppuration qui ſe trouve partagée par ces cloiſons, ce cas eſt aſſez ordinaire dans les ſuppurations occaſionnées par des playes, & demande beaucoup d'attention ; car le Chirurgien ne doit point compter alors ſur une ſeule ouverture pour l'évacuation des matieres : Parce que ces mêmes cloiſons en empêchent la communication.

Les ſuppurations cauſées par les inflammations des aponévroſes qui couvrent les muſcles, méritent la même attention : Car ces inflammations occaſionnent ſouvent pluſieurs foyers d'abſcès diſperſés, & quelquefois fort éloignés de l'endroit où l'inflammation paroiſſoit dominer le plus.

Une des principales attentions qu'on doit avoir dans l'ouverture des abſcès, c'eſt de fournir aux matieres, s'il eſt poſſible, une iſſue par laquelle elles puiſſent s'écouler facilement & entierement : car le pus qui croupit devient beaucoup plus nuiſible dans un abſcès après qu'il eſt ouvert, qu'auparavant, parce que l'accès de l'air auquel il eſt expoſé, le corrompt très-promptement ; mais la ſituation de l'abſcès, où les clapiers que le pus a creuſé, ne permettent pas toujours de faire une ouverture ſuffiſante, pour que les matieres puiſſent ſortir d'elles-mêmes par leur propre pente ; l'art nous offre alors diverſes reſſources qui peuvent ſuffire dans beaucoup d'accaſions, pour procurer à ces matieres une évacuation complette, on peut quelquefois donner à la partie une ſituation particuliere qui facilite cette évacuation, ou faire une contre-ouverture qui ſupplée à ce qui manque à la premiere. Si cette contre-ouverture ne peut pas être aſſez étendue, on l'entretient & on en aſſure l'uſage par le moyen d'un séton. On peut encore se servir de bandages expulsifs, quand les parties qui forment le foyer de l'abscès peuvent être comprimées, ou bien on remplit mollement les cavités avec de la charpie. On peut encore quelquefois pomper avec une seringue aspirante ces matieres : On peut de plus avoir recours aux injections, lorsque tous ces moyens ne sont point praticables, ou lorsqu'elles doivent contribuer avec eux à l'évacuation des matieres.

Contre ouverture.

Les contre ouvertures ne peuvent suffire que lorsqu'elles sont faites dans les endroits mêmes où le pus séjourne, & où la pente l'entraîne le plus ; ainsi, quand il y a plusieurs clapiers ou plusieurs cavernes dans lesquelles le pus est retenu, il faut autant de contre ouverture qu'il y a de ces réduits caverneux, quand on n'en peut pas faire une qui puisse être commune à toutes.

L'usage des sétons se borne ici à celui des contre ouvertures, car ils auront peu de succès, s'ils ne passent pas par les endroits mêmes où les matieres sont accumulées. On les forme ordinairement de bandelettes de inge un peu usé, assez fort cependant pour les pouvoir retirer sans les rompre; mais les Praticiens les mieux instruits sur l'utilité de ces sétons, les font avec des fils de longue & de forte charpie, parce que ces fils assemblés s'imbibent mieux qu'un tissu de toile, de la matiere qui séjourne, & la conduisent dehors plus facilement. On peut encore faire les sétons avec une bande de vieille toile éfilée par les côtés, ensorte qu'il ne reste dans le milieu qu'assez de toile, pour donner au séton une force suffisante, qu'on peut rendre même plus sûre en passant quelques fils dans toute la longueur de la toile; par ce moyen on fait des sétons qui ne sont presque que charpie, & qui absorbent mieux que les autres la matiere purulente.

Bandages expulsifs.

Les bandages expulsifs ne peuvent réussir que lorsqu'ils compriment plus les chairs qui couvrent l'endroit où le pus est retenu, que celles qui couvrent le chemin qui conduit à l'ouverture par laquelle ce pus doit être chassé. Mais ces chairs qui sont ordinairement plus minces vers l'abscès, que vers le fond des clapiers où les matieres séjournent, obéissent plus à la compreſſion que celles qui couvrent le fond des ſinus. Outre cette inégalité d'épaiſſeur des chairs que l'on comprime, les différens dégrés de molleſſe ou de dureté de ces chairs peuvent encore s'oppoſer à une compreſſion convenable ; ainſi quand ces bandages ne ſont pas appliqués avec intelligence, ils peuvent être plus nuiſibles qu'avantageux.

Tentes, Bourdonnets.

Il n'y a pas moins d'art à remplir de charpie la cavité d'un abſcès pour en tarir les matieres qui ne peuvent pas s'écouler, car ce n'eſt pas comme dilatant que cette charpie doit être employée, c'eſt ſeulement pour abſorber les matieres retenues, & pour exclure l'air qui rempliroit cette cavité, & qui y accéleroit la dépravation du pus. Si la charpie produiſoit ici l'effet de dilatant, elle ſeroit fort nuiſible, parce qu'elle ſeroit trop preſſée pour abſorber facilement les matieres, elle formeroit au contraire un obſtacle à ces matieres qui ne pourroient ni la penétrer, ni y être reçues ; elle contribueroit à augmenter les réduits où ces mêmes matieres ſéjournent ; en un mot, elle cauſeroit tous les mauvais effets qu'on a reproché en pareil cas aux dilatans. La maniere dont on doit garnir la cavité d'un abſcès, exige donc dans le Chirurgien un diſcernement qui l'empêche de donner dans les excès de ceux, qui faute de connoître les avantages de cette pratique, la baniſſent ou en font un mauvais uſage : Il faut ſurtout obſerver quatre choſes.

1°. De garnir la cavité partout, particulierement les endroits où le pus ſéjourne.

2°. De la garnir fort mollement, c'eſt-à-dire, que les tentes, les bourdonnets ou les plumaceaux qu'on employera ne ſoient, ni durs, ni trop preſſés, afin qu'ils ne gênent pas les chairs, & que les matieres les pénétrent plus facilement

3°. De la garnir avec beaucoup de légereté & de délicateſſe, pour ne pas bleſſer les chairs.

4°. De changer cette charpie plus ou moins ſouvent, à proportion que les matieres dont elle s'imbibe ſont abondantes; car plus ces matieres ſont abondantes, plutôt elles peuvent ſe dépraver. Ainſi on doit alors moins différer à les enlever avec la charpie qui s'en eſt chargée.

Nous ne parlerons point ici de l'adresse avec laquelle on doit placer cette charpie, pour ne pas irriter les chairs qu'elle touche, ni des précautions qu'il faut prendre pour la retenir commodément & sûrement. Ces conditions regardent l'habilité du Chirurgien: Cette capacité doit s'acquerir par l'exercice sous la conduite des Maîtres de l'Art. Ce que nous venons de dire de l'usage de la charpie pour enlever le pus retenu dans la cavité des abscès qui ne sont pas suffisamment ouverts, doit s'appliquer aux playes, aux ulceres & à tous les cas où le pus manque de s'écouler: Car quand on peut facilement placer de la charpie, & en garantir comme il convient, l'endroit où les matieres séjournent, elles peuvent suffire pour pomper ces matieres, & les entraîner entierement avec elle lorsqu'on la retire. Ainsi elle peut alors suffire, non-seulement pour procurer l'évacuation du pus qui ne peut pas s'écouler, mais encore pour empêcher la collection de cette humeur.

Ce dernier avantage est très-considérable: Car c'est par cette collection que le pus s'étend dans les graisſes, qu'il y creuſe des cavernes & des ſinus, qu'il ſe corrompt très-promptement, qu'il ſe multiplie extrêmement d'un panſement à l'autre. Quand on enleveroit à chaque panſement tout le pus qui ſe ramaſſe & qui forme un lac au fond d'une playe ou d'un ulcere, on réuſſiroit rarement à tarir la ſuppuration. La collection qui ſe fait entre les panſemens ſuffit pour la perpétuer & la rendre pernicieuſe par la quantité & par la qualité des matieres qu'elle produit; il ne ſuffit donc pas d'épuiſer à chaque panſement le pus qui ſéjourne, il faut empêcher la collection de ce pus qui ne peut pas s'écouler entre les panſemens; ſans cette précaution, il eſt preſque toujours impoſſible d'empêcher les matieres de ſe multiplier exceſſivement, de ſe dépraver, de cauſer beaucoup de déſordre. Or la charpie eſt, lorſque les inciſions ne ſuffiſent pas pour l'écoulement des matieres, une des plus puiſſantes reſſources que l'art puiſſe fournir, pour empêcher que ces matieres ne ſe raſſemblent entre les panſemens: Car nous avons beaucoup d'exemples de ſuppurations exceſſives & très-fâcheuſes qui ont été taries presqu'aussi-tôt qu'on a eû recours à ce moyen & qu'on s'en est servi avec intelligence. Les jeunes Chirurgiens doivent être très-attentifs à ce point de pratique, à cause des dissentions & des excès dans lesquels plusieurs Praticiens se sont jettés à ce sujet depuis quelque tems. Une mauvaise pratique chez les uns, & une mauvaise théorie chez les autres, ont été la source de ces excès & de ces disputes. Ainsi les erreurs dans lesquelles les derniers sont tombés, ne sont pas moins redoutables que les fautes qu'on reproche aux premiers.

Usage du pyulque, ou seringue aspirante.

On prend rarement le parti de pomper les matieres qui restent dans la cavité d'un abscès ouvert, ou dans la cavité d'une playe ou d'un ulcere; car pour pomper ces matieres, il faut que le bout de la seringue qui sert à cet usage, & que les Anciens appellent *pyulcum*, soit placé dans les matieres, sans quoi elles ne monteroient pas dans cette seringue; or, quand on peut aller avec cet instrument jusque dans le réduit où ces matieres s'accumulent, on peut ordinairement alors y introduire, du moins à l'aide d'une ſonde convenable, de la charpie, & en garnir cet endroit, afin qu'elle ſe charge de ces matieres & les enleve étant retirée ſur le champ. Après qu'elles ſont entierement enlevées, on regarnit la cavité de nouvelle charpie pour être laiſſée d'un panſement à l'autre, & empêcher qu'elles ne s'accumulent de nouveau. Ce dernier avantage qui eſt ſi important, ne peut pas s'obtenir lorſqu'on ne fait que pomper le pus qui ſe raſſemble entre les panſemens dans le fond d'une cavité, c'eſt pourquoi on a rarement recours à ce procédé. Cependant lorſqu'il y a beaucoup de matieres à épuiſer, l'uſage du pyulque n'eſt pas à rejetter, ces matieres peuvent être facilement & fort promptement enlevées par cet inſtrument, & il n'empêche pas qu'on ne garniſſe enſuite de charpie la cavité qui les contenoit.

Uſag. des injections.

Lorſque tous les ſecours dont on vient de parler ſont inſuffiſans ou impraticables, nous pouvons encore recourir aux injections, par leur moyen, on peut laver fréquemment les cavités où le pus s'accumule.

Ces injections doivent ſe faire à

grand lavage, afin d'entraîner chaque fois qu'on panse l'abſcès, tout le pus qui ſe trouve ramaſſé dans ſa cavité. On ſe ſert ordinairement d'une décoction d'orge ou de quelque plante légerement déterſive. Il faut que cette liqueur ſoit alliée à des remèdes qui lui donnent les qualités convenables à l'état des chairs; elle doit être ſuppurative, émolliente ou digeſtive, ſi ces chairs ſont endurcies; mondificatives, ſi elles ſont relâchées & engorgées de matieres purulentes; vulnéraire, émolliente, s'il faut avancer la régénération des chairs; vulnéraire, balſamique & ſans acrimonie, ſi l'on a d'autre indication que d'éviter la dépravation des matieres qui ſuppurent; vulnéraire, aſtringente ou deſſicative, ſi on veut s'oppoſer à l'affluence des humeurs, & à la moleſſe des chairs. Il eſt néceſſaire de renouveller au moins deux fois le jour ces injections, ſi la ſuppuration eſt abondante, afin de prévenir l'altération des matieres qui s'accumulent depuis un panſement juſqu'à l'autre; on s'aſſure que la matiere eſt ſuffiſamment lavée & nettoyée lorſque l'injection que l'on retire ou qui s'écoule ne paroît plus chargée de matieres. M. de la Peyronie étant réduit à ce seul secours dans la cure d'un abscès à la poitrine, qui avoit formé une cavité fort considerable, où les matieres qui s'y accumuloient se multiplioient prodigieusement, fut obligé de réïterer les injections jusqu'à cinq fois & davantage en vingt-quatre heures : Par cette méthode suivie avec application, il vint à bout d'arrêter la propagation des matieres, de les tarir entierement, & de terminer heureusement cette cure. On doit, pour peu que la cavité soit considérable, se servir d'une seringue qui soit grande & qui puisse former un gros jet, afin que l'injection puisse détremper, & entraîner sûrement les matieres qui croupissent. On facilite l'expulsion de ces matieres, en plaçant, s'il est possible, la partie de maniere que la liqueur ressorte de la cavité presque par sa propre pente, & non par le seul effort de l'injection qui doit se faire sans violence, ou bien on retire la liqueur qui est chargée des matieres avec une autre seringue, pour ne pas gâter celle qui sert à faire l'injection : On jette la liqueur qu'on a pompée dans un vaſe particulier; par ce moyen, on voit facilement quand la cavité eſt ſuffiſamment lavée.

CHAPITRE XV.

Suppuration des chairs abſcedées.

LORSQUE le pus qui étoit renfermé dans l'abſcès eſt évacué, on doit penſer à procurer l'écoulement de celui qui reſte infiltré dans les chairs qui avoiſinent la cavité de l'abſcès, & qui ont été compriſes dans l'étendue de l'inflammation. Le pus qui étoit amaſſé dans cette cavité étoit, avant l'évacuation, un ſuppuratif qui faciliroit beaucoup le dégorgement de ces chairs dans cette même cavité; en agiſſant contre leur ſurface, il entretenoit par le relâchement qu'il procuroit, toutes les iſſues dilatées, & en formoit continuellement de nouvelles par la deſtruction qu'il cauſoit dans le tiſſu de ces mêmes chairs. L'humeur purulente qui trouvoit moins de réſiſtance à à couler vers le foyer de l'abſcès où ce tiſſu étoit relâché, & où toutes les voyes lui étoient ouvertes, venoit de toutes parts s'y raſſembler.

Premiere indication.

Il eſt donc néceſſaire, ſurtout dans les abſcès qu'on eſt obligé d'ouvrir prématurément, de ſuppléer à cet amas de pus après ſon évacuation, par des remédes qui continuent à attendrir & à relâcher les chairs qui doivent achever de ſe dégorger dans la cavité de l'abſcès; ſans cette précaution, la ſurface de ces chairs expoſées à l'air, ſe deſſecheroit, les iſſues par leſquelles le dégorgement peut ſe faire, ſe reſſerreroient, le plus fluide de l'humeur purulente pourroit ſeul s'échapper & s'évaporer par ces iſſues, le reſte s'épaiſſiroit & cauſeroit dans ces mêmes chairs un endurciſſement qui rendroit la cure difficile, & retarderoit beaucoup la guériſon. Ainſi la premiere indication que nous avons à remplir pour procurer la ſuppuration des chairs abſcédées, demande que nous entretenions ces chairs dans les diſpoſitions qui facilitent cette ſuppuration par l'uſage des ſuppuratifs émolliens ou matura-

I

tifs introduits dans la cavité de l'abscès, & appliqués extérieurement, surtout si les chairs engorgées sont fermes ou endurcies ; il faut au moins dans ce dernier cas continuer d'appliquer ces remedes sur la partie malade, comme on faisoit avant que l'abscès fût ouvert.

Seconde indication.

Tant que l'abscès n'a pas encore d'issue extérieure, la dépravation des sucs purulens ne fait pas un progrès si rapide que lorsqu'il est ouvert, & que l'air peut pénétrer dans sa cavité : c'est pourquoi on doit être fort attentif dans ce dernier cas à s'opposer à cette dépravation qui peut quelquefois rendre en fort peu de tems les matieres purulentes très-nuisibles. Dans cette vûe, on ajoute aux suppuratifs maturatifs qu'on introduit dans la cavité de l'abscès, quelques substances antiputrides ou balsamiques.

Troisiéme indication.

Enfin il faut solliciter les chairs à se débarrasser des matieres purulentes dont elles sont abreuvées ; cette indication exige dans les remedes une activité capable d'exciter l'action organique de ces chairs, & de provoquer l'évacuation des sucs qui doivent être expulsés par la suppuration ; c'est surtout, cette derniere propriété qui a fait donner le nom de mondificatifs aux topiques qu'on employe dans la cure de la suppuration des chairs abscédées.

DES MONDIFICATIFS.

Les mondificatifs sont des remedes qui sont tout ensemble balsamiques & détersifs, ausquels on ajoute pour satisfaire à toutes les indications dont on vient de parler ; des suppuratifs relâchans, c'est-à-dire, des remedes gras, onctueux & émolliens, comme *les graisses, le suif, les huiles grasses, le beurre, le jaune d'œuf, les substances mucilagineuses, &c.* Les mondificatifs qui conviennent ici sont par conséquent composés de deux genres de remedes fort-différens Nous avons parlé ci-devant des suppuratifs relâchans, ainsi nous allons nous arrêter seulement au genre détersif que l'on doit employer pour mondifier les chairs abscédées.

Les détersifs sont à ce qu'on croit des remedes qui raclent ou ratissent, pour ainsi-dire par leurs parties salines la surface des chairs, & qui détachent & emportent les matieres purulentes qui sont trop adhérentes à ces chairs. L'effet apparent de ces remedes favorise beaucoup cette idée. Les chairs couvertes en quelque maniere d'un enduit purulent deviennent nettes & vermeilles par l'usage de ces remedes. Ainsi il paroît qu'ils s'adressent directement à ces matieres, qu'ils les détachent & les enlevent. Mais si l'on fait attention que ces remedes n'agissent point sur les matieres purulentes ou sanieuses lorsqu'on les applique sur une partie morte, quand même on exciteroit leur activité par une chaleur externe, on remarquera facilement que leur opération dépend essentiellement de la vie, c'est-à-dire, de l'action organique des chairs sur lesquelles ils agissent, & on sera convaincu que les détersifs sont une espéce de suppuratifs irritans, qui n'agissent que par une vertu stimulante qui réveille ou augmente l'action organique des chairs trop débilitées ou trop relâchées par les matieres que fournit la suppuration, & que ces chairs excitées par cette petite irritation à agir sur les sucs purulens qui les engorgent, les rendent plus fluides & les expulsent,

Les sucs purulens rendus plus fluides, & leur écoulement devenu plus abondant, délayent & entraînent ceux qui engluoient la surface de ces chairs. L'action des chairs qui est excitée par ces remedes donne plus de mouvement au sang, & la couleur de ces chairs devient plus vive & plus vermeille. M'étant appliqué à observer l'effet des lessives détersives faites avec des cendres chargées de sel alkalis fixes, je reconnus effectivement que le moindre effet des détersifs salins étoit celui de nétoyer la simple surface des chairs qui suppurent : J'ai au contraire remarqué que quand ces lessives sont trop chargées des sels, elles sont trop irritantes, & n'operent pas l'effet qu'on en attend, & qu'au contraire quand elles ne sont fournies que de la quantité de sels qui convient, elles provoquent la sortie de beaucoup de matieres purulentes visqueuses, surtout lorsque les chairs se trouvent, comme par congestion, engorgées de matieres lentes, qui les rendent en quelque sorte pâteuses ou œdémateuses. Ce dégorgement manifeste découvre évidemment que le principal effet des déterſifs ſalins eſt de provoquer l'expulſion des matieres purulentes qui abreuvent les chairs.

Nous ne nions pas cependant qu'il n'y ait quelque genre de déterſifs dont la vertu ne conſiſte en partie auſſi à nétoyer extérieurement les chairs, en ratiſſant en quelque ſorte leur ſurface, ou du moins en inciſant les matieres groſſieres & viſqueuſes : Tous ceux qui agiſſent par des particules minérales & métalliques, nous paroiſſent ſur tout de ce genre, parce que les particules maſſives & tranchantes de ces déterſifs étant miſes en mouvement par la chaleur de la partie ſur laquelle on les applique, ſemblent très propres à découper & à hacher ces matieres dans leſquelles elles pénétrent & ſe trouvent comme engagées, elles doivent par leur mouvement les détacher des chairs, les diviſer & les enlever ; ainſi nous ſommes obligés d'admettre deux ſortes de déterſifs, ſçavoir, *des déterſifs ſtimulans*, & des *déterſifs inciſans*.

Déterſifs Stimulans.

On ne ſera pas ſurpris que nous

nous servions souvent du terme stimulant, si on observe qu'il répond à celui de chaud que les Médecins & les Chirurgiens employoient autrefois si fréquemment lorsqu'ils parloient des alimens & des remédes. Les Anciens ne connoissoient pas précisément la cause de la chaleur naturelle, ils bornoient, comme nous l'avons déja dit, leurs explications échiologiques aux qualités tactiles, c'est pourquoi ils appelloient chauds tous les remedes qui réveillent & excitent l'action organique des solides, & qui par cet effet augmentent la chaleur dans les parties sur lesquelles ils agissent. Pour exprimer plus clairement & plus précisément la maniere d'agir de ces remedes, nous avons, à l'exemple de plusieurs Praticiens, substitué à cette épithete *chaud*, qui ne signifie qu'un des effets, même un effet éloigné de ces remedes, celles de *stimulant*, qui marque exactement leur action.

Quand il ne s'agit que de provoquer l'expulsion du pus qui engorge les chairs abscédées, on doit avoir recours aux détersifs stimulans pour réveiller l'action de ces chairs, & hâter par là l'écoulement des matieres purulentes. La partie saline d'où dépend la vertu ſtimulante de ces remedes, peut préſerver de pourriture pendant l'intervalle des panſemens, les matieres qui ſuppurent. Ces déterſifs ſont d'ailleurs fournis pour la plûpart de ſubſtances balſamiques ou réſineuſes qui peuvent encore réſiſter beaucoup à la dépravation de ces matieres : Ainſi ces déterſifs ſalins & balſamiques peuvent ſatisfaire ici par eux-mêmes à l'indication que nous avons de nous oppoſer à la corruption ; telles ſont la *térébenthine*, *la poix noire*, *la poix réſine*, *la myrrhe*, *la laque*, *le ſtirax*, *l'encens & les autres ſubtances reſineuſes. Les ſavons naturels, comme le miel, le ſucre & la manne. Les plantes balſamiques, comme le millepertuis, la menthe, le lierre de terre, la véronique, le lotier odorant, la pulmonaire, l'atractilis, la grande centaurée, la toutebonne, &c. infuſées dans des huiles, ou leurs ſucs exprimés mélés avec des ſubſtances onctueuſes.* Ces déterſifs ſont fort-doux; ils conviennent quand les chairs ſont fort ſenſibles & ſuſceptibles d'irritation, il y en a d'autres qui ſont un peu plus actifs, comme l'*enula-campana*, *la nicotiane verte*, *l'absynthe*, *l'armoise*, *la tanesie*, *l'aigremoine*, *la persicaire*, *les marrubes*, *l'aristoloche*, *les eupatoires*, *le rubia tinctorum*, *le scordium*, *la gentiane*, *l'ache*, *la bryone*, *l'agaric*, *le frêne*, *le tamaris*, *la petite centaurée*, *le bdelium*, *le sagapenum*, *les eaux minérales* : *les sels essentiels de ces plantes tirés à la maniere de* M. de la Garaye. Il y en a qui sont encore plus irritans, comme *la persicaire âcre*, *la sabine*, *la viorne*, *la chelidoine*, *la pulsatile*, *les renoncules*, *le concombre sauvage*, *la savonaire*, *les helleborès*, *la coloquinthe*, *le pain de pourceau*, *la chamelée*, *les sels lixiviels*, *les cendres de sarment*, *de gênet*, *de frêne*, *de chêne*, *&c.* Ces derniers ne sont gueres employés que dans les ulceres sordides & anciens, où les chairs sont peu sensibles, ou en partie corrompues : Cependant ils peuvent quelquefois avoir lieu pour procurer la suppuration des chairs abscédées, dont l'action est trop débile, & qui fournissent un pus fort crû, & fort visqueux ; mais il y en a beaucoup dont je ne voudrois pas me servir.

comme la *viorne*, *la renoncule*, *la pulsatile*, à moins qu'il n'y eût un commencement de mortification dans les chairs : Car ce sont plutôt des caustiques que des déterſifs.

Onguent mondificatifs. On compoſe avec ces déterſifs & les ſuppuratifs relâchans, différens mondificatifs, en faiſant dominer ces remedes les uns ſur les autres, ſelon que les indications que nous avons détaillées l'exigent; on les compoſe ordinairement ſous la forme d'onguent, parce que cette forme convient beaucoup mieux qu'aucune autre pour leur uſage; & pour ménager la ſenſibilité des chairs ſur leſquelles on les applique. Les ſubſtances graſſes qui entrent dans ces onguens & qui ſont diſſoutes par la chaleur de ces chairs, empêchent ces remedes de ſe deſſécher, & les tiennent dans la conſiſtence la plus favorable.

Les Praticiens ont inventé diverſes ſortes d'onguens mondificatifs, dont pluſieurs ſont fort-uſités, tels ſont *le mondificatif d'ache*, *le mondificatif de raiſine*, *le baſilicum*, *l'onguent Apoſtolorum*, *l'onguent de nicotiane*, *de ſtirax*, *l'onguent Macedonien*, *l'onguent d'œſipe*, *l'onguent brun*, *l'onguent de lierre terrestre*, *longuent de la mere*, *l'onguent de marrube blanc*, *l'onguent de miel*, *l'emplâtre tripharmaque*, *les savons artificiels*, *l'huile d'hypericon composée*, *les sirops d'absynthe*, *d'hysope d'enula-campana*, *&c.*

Lorsque ces remedes ont trop de consistence pour pénétrer la charpie dont on garnit la cavité de l'abscès, on les ramollit avec des huilles grasses simples : s'il y a de la dureté ou quelque reste d'inflammation dans les chairs abscédées, on choisira parmi ces onguens ceux qui dominent le plus en substances grasses ou onctueuses, & s'il est besoin de les amollir, on se servira d'huile où on aura fait bouillir des substances émollientes comme l'*huile de lis*, *de sperme*, *de grenouille*, *de viollette*, *de bouillon blanc*, *d'althea*, *&c.* Mais si les chairs sont seulement abreuvées de cette humeur, & qu'elles soient suffisamment relâchées, on amollira ces onguens avec des huiles dans lesquelles on aura infusé ou ajouté des substances détersives, comme l'*huile de millepertuis*, simple ou composee, *l'huile de menthe*, *&c.* & parmi ces, onguens, on choisira ceux qui sont les plus fournis de substances résineuses & détersives. On peut d'ailleurs recourir au bain tiede fait de lessives de cendres de sarment, de genêt ou de bois neuf, de frêne, de chêne, &c. si la partie peut être baignée commodément; ou bien on peut substituer à ces bains les injections, ou les douches faites avec les eaux minérales, ou à leur défaut avec les lessives dont nous venons de parler.

DÉTERSIFS INCISANS.

Les détersifs incisans entrent rarement dans la composition des mondificatifs. Les chairs abscédées encore affectées de quelque reste d'inflammation, sont trop sensibles pour supporter l'action de ces violens détersifs. Ils ne peuvent avoir lieu que lorsqu'il se trouve dans le foyer de l'abscès beaucoup de chairs mortes macérées par le pus, & encore attachées aux chairs vives. Les mondificatifs rendus un peu incisans hâtent la séparation de ces chairs. Mais ils ne peuvent réussir que lorsque les chairs vives ausquelles elles sont attachées ſont bien ſaines ; car ſi celles-ci étoient languiſſantes & diſpoſées à tomber en mortification, elles ne pourroient produire une ſuppuration louable, néceſſaire pour contribuer à l'opération de ces déterſifs, il faudroit recourir aux remedes balſamiques ſpiritueux propres à combatre la mauvaiſe diſpoſition de ces chairs, à s'oppoſer à la mortification, & à réſiſter à la pourriture. Nous parlerons de ces remedes ailleurs. Ce ne ſeroit donc qu'après que les chairs du foyer de l'abſcès ſeroient ranimées, & qu'elles commenceroient à produire une bonne ſuppuration, qu'on pourroit penſer à nétoyer par le moyen des déterſifs inciſans ces chairs vives, des chairs mortes qui leur ſeroient adhérentes. Ces déterſifs ſont *le vert de gris*, *le cuivre brulé*, *le précipité*, *le borax*, *la pierre de Perigord*, *la pierre Arménienne ou cendre verte*, *l'antimoine calciné*, *&c.* Le vert de gris eſt le meilleur & le plus uſité de tous ces remedes, on peut en mêler quelque peu avec les onguens déterſifs que nous avons cités. De cette façon, on compoſe facilement un mondificatif inciſant.

Il y a plusieurs compositions officinales dans lesquelles on fait entrer ces remedes, tels sont l'*onguent mondificatif du Docteur*, *l'onguent ægyptiac*, *l'onguent verd de Galien*, *le cerat diapyrites de Galien*, *le cerat sacré du même Auteur*, &c. Toutes ces compositions peuvent être regardées comme des mondificatifs incisans; mais excepté l'onguent verd, elles ne sont gueres d'usage.

Quand les chairs abscédées sont mondifiées, c'est-à-dire, lorsqu'elles se sont entierement débarrassées de l'humeur purulente que l'inflammation avoit formée, & qui les engorgeoit, en un mot, lorsque toutes inflammations, toutes œdêmes, toutes congestions, toutes duretés purulentes sont dissipées, la suppuration purulente qui avoit eû pour cause l'inflammation, se change en un autre genre de suppuration purulente, qui est celle que nous avons dit être en quelque sorte fournie par humorrhagie.

SECTION III.

Cure de la Suppuration purulente qui accompagne la régénération des chairs.

CETTE ſuppuration arrive, comme nous venons de le dire, aux chairs abſcédées, lorſqu'elles ſont débarraſſées de l'humeur purulente produite par l'inflammation qui a précédé ; elle arrive auſſi aux chairs ulcérées, lorſque l'ulcere eſt dans la voye de la guériſon ; enfin c'eſt la ſuppuration naturelle des playes qui ne ſont point accompagnées de contuſion, d'inflammation, ou d'autres accidens capables de la troubler ou de faire naître d'autres ſuppurations étrangeres, ou accidentelles à ces playes.

Ainſi cette eſpece de ſuppuration purulente étant la ſeule que les playes fourniſſent pendant tout leur traitement, nous ne pouvons mieux en fixer la cure qu'en nous réglant ſur celle qui convient à ce genre de ſolution de continuité. Parmi ces playes il y en a qui ſont ſimples, qui demandent immédiatement la réunion, & où il faut par conſéquent éviter toute ſuppuration : D'autres qui ſont avec déperdition de ſubſtance, qui exigent la réproduction des chairs qui ont été détruites, & où la ſuppuration dont il s'agit préſentement eſt néceſſaire. Il y a donc des cas où l'on doit empêcher cette ſuppuration, & d'autres où on ne peut l'éviter.

CHAPITRE XV.

Cure préſervative de la Suppuration purulente dans les playes.

CETTE cure ne regarde que les playes qui demandent immédiatement la réunion ; c'eſt à ces playes que peuvent ſe rapporter tous les cas où l'on doit s'oppoſer à la ſuppuration purulente qui peut arriver par ce genre de ſolution de continuité ; puiſque ce n'eſt que par une prompte réunion des parties diviſées qu'on peut empêcher cette ſuppuration : Car lorſque l'on ne s'y oppose pas au plûtôt en procurant la réunion de la playe, elle devient inévitable. Il n'y a que les chairs récemment divisées, c'est-à-dire, les chairs encore sanglantes, qui soient immédiatement susceptibles de réunion; parce que cette réunion ne se fait que par le moyen des sucs albumineux extravasés, qui sont capables d'une concrétion tenace, par laquelle les parties divisées peuvent contracter une adhérence assez forte pour se réunir. Cette cohésion se fait si promptement, qu'elle ne peut être attribuée qu'à une substance polypeuse, qui est le seul genre de concrétion tenace, dont nos humeurs soient si promptement susceptibles, & qui puisse en peu de tems acquerir une consistence, une force & une couleur pareille à celles de nos parties solides.

Cette substance polypeuse qui réunit les chairs divisées, se resserre & devient enfin si mince, qu'elle n'est plus remarquable que par sa couleur; car étant privée de vaisseaux, le sang qui ne peut la pénétrer tout au plus que par quelques routes qu'il a pû s'y faire, lorsqu'elle s'est formée ou dans le tems qu'elle étoit encore fort tendre, n'y porte point cette couleur vermeille qu'il donne aux véritables chairs; elle reste blanche, & marque toujours, du moins un peu, l'endroit où ces chairs se sont réunies. On pourroit peut-être éviter ce petit inconvénient, si on donnoit aux remedes qu'on applique pour aider la réunion, une couleur légerement vermeille & inalterable; qui pût se mêler avec les sucs épanchés qui forment cette substance. Une fille avoit eu une playe considérable au visage; on avoit mis dans cette playe de la pierre noire pour la consolider; la réunion se fit sans aucune suppuration, mais la cicatrice resta noire, & le temps n'a point effacé cette couleur. Il ne paroît donc pas douteux que si au lieu de pierre noir on se fût servi de pierre hématite ou crayon rouge, ou de *minium*, ou de vermillon, la cicatrice n'eût resté rouge également; & que si on en eût mis fort peu, elle n'eût laissé une couleur vermeille fort légere, qui auroit imité à peu-près la couleur naturelle des chaisr.

La Chirurgie manuelle & la Chirurgie médicale employent différens moyens pour procurer la réunion des playes qui ne doivent point suppurer.

La premiere fournit les sutures & les bandages unissans ; elle place & entretient la partie blessée dans une situation convenable.

La seconde employe les topiques qui peuvent contribuer à cette réunion, & qu'on appelle *consolidans*, & administre les remedes généraux qui peuvent servir à remplir la même indication. Nous ne parlerons pas ici de ces derniers, parce que nous devons les examiner dans le paragraphe suivant, après que nous aurons parlé des remedes défensifs.

CHAPITRE XVI.

Des Consolidans.

IL y a différens genres de remedes consolidans, sçavoir, les *agglutinans*, les *balsamiques*, les *astringens*, les *amplastiques*.

Les remedes agglutinans sont ceux qui ont la proprieté d'épaissir le sang & la lymphe, de leur donner une consistence tenace & polypeuse ; & de s'opposer à leur dépravation ; telles sont les huiles balsamiques éthérées & les huiles alkoolisées, comme *l'esprit de vin*, *l'huile de térebenthine*, & les autres huiles aromatiques distillées ; mais ces huiles employées seules, ou dépouillées d'autres substances, sont trop vives, elles peuvent irriter la partie blessée, & occasionner une inflammation suivie de suppuration : on préfere donc les liqueurs où ces huiles abondent, comme *le vin*, *l'eau-de-vie*, *l'eau-de-vie de lavande simple ou composée avec plusieurs plantes aromatiques*, *l'eau de la Reine d'Hongrie*, *l'eau divine mêlées avec le vin*, *les autres eaux spiritueuses distillées avec le vin ou l'eau-de-vie & les plantes aromatiques*, *les baumes distillés, comme le baume de Fioraventi*, *le baume de Soliman*, *de Bateus*, *le baume de Houllier*, *le baume de Heurnius*, *le baume de Saturne*, *le baume admirable de Fuller.*

Consolidans balsamiques. Les consolidans balsamiques abondent en huiles qui sont fournies d'acides, & qui ont une consistence fort tenace qui les rend inaltérables ou incapables d'aucune dépravation. Ces huiles empêchent l'accès de l'air dans la playe ; elles préservent d'altération le sang épanché qui doit servir à la réunion des chairs divisées ; elles facilitent la concrétion polypeuse de ces sucs par une huile éthérée balsamique qu'elles contiennent ; telles sont *la térébenthine, le baume de la Mecque, le baume du Pérou, le baume de Tolu, le baume de Copahu, la sarcocelle, la mirrhe, l'encens, l'opobalsamum, le stirax, le benjoin, &c.*

Les consolidans astrigens arrêtent l'hémorragie, & empêchent par là qu'une trop grande effusion de sucs ne s'oppose à la réunion de la playe : Car un épanchement un peu considérable de sang n'est plus capable de fournir cette lame polypeuse & mince qui réunit les chairs divisées ; il donne seulement des caillots qu'une dissolution putride fait tomber en suppuration. Les concrétions polypeuses se font aux dépens des sucs lymphatiques & des globules de sang épanchés, & détruits par le battement des vaisseaux voisins, qui confond la substance de ces globules, & n'en forme qu'un corps tenace ; mais

Consolidans astringens.

le battement des petits vaisseaux des chairs divisées est trop foible pour pouvoir détruire beaucoup de ces globules : Ainsi lorsqu'il se trouve entre ces chairs trop de sang épanché, il ne produit que des grumeaux formés par un assemblage de globules, entre lesquels les sucs aqueux peuvent pénétrer, & les faire tomber en dissolution putride. Les astringens en réprimant les hémorragies, s'opposent à la production de ces grumeaux ; ils préviennent aussi par leur vertu répercussive, l'inflammation qui peut arriver aux chairs divisées, & les préservent de la suppuration que produiroit cette inflammation, ainsi ils sont préférables aux autres consolidans dans les cas où l'on redoute l'inflamation. La plûpart ont de plus la propriété d'épaissir les sucs épanchés, & de faciliter par cette propriété l'adhérence polypeuse qui réunit les chairs. Ces remedes astringens sont *la bugle*, *la sanicle*, *la brunelle*, *le pied de lion*, *la pyrole*, *la pilosselle*, *la pervanche*, *le sumach*, *la millefeuille*, *la renouée*, *la grande consoude*, *la paquerette*, *l'orpin*, *le sedum*, *le cyprès*, *les balau-*

ſtes, la noix de galle, le plantain, le ſang de dragon, le talitron, la quintefeuille, la tormentille, la biſtorte, la percefeuillé, le bec de grue, le ſureau de Salomon, la queue de cheval, les roſes rouges, les roſes ſauvages, le myrthe, l'oreille d'ours, le marrube aquatique, l'alterne, la ſalicaire, le vin auſtere, la gomme tacamahaca, le maſtic, le ſandarach, la terre de catechu, le bol d'Armenie, les terres ſigillées, l'ocre, la pierre noire, la ſanguine, les diſſolutions d'alun, de vitriol, &c. l'eau alumineuſe de Liébau, les eaux diſtillées des plantes aſtringentes, les décoctions de ces mêmes plantes, l'onguent ſtyptique de Fernel, l'onguent de bol de Guidon, l'onguent défenſif, le baume aſtringent, le baume ſtyptique, &c.

On forme avec ces trois genres de remedes diverſes compoſitions, comme *l'eau vulneraire, le baume polycreſte, le baume apoplectique, le baume aromatique, le baume cordial de Fuller, le baume du Chevalier de S. Victor, ou du Commandeur de Perne, le baume bézoardique, le baume vulgaire, le baume de Guidon, le baume vulneraire de Fallope, le baume du Chevalier de Sainte Croix, le baume d'Espagne, le baume de la Framboisiere, le baume de souphre & de térébenthine, le baume de Lucatelle, le baume de mumie de Riviere, & l'eau distillée qu'on en tire; le baume admirable de Renodot, le baune céphalique, le baume magistral de Bateus, l'onguent de Nicodême, &c.* On peut y ajouter la plupart des syrops, surtout ceux où il entre des plantes vulnéraires, parce que le sucre est très-propre pour préserver d'altération les sucs agglutinans. D'ailleurs la consistence collante & tenace de ce genre de remede le retient facilement sur l'extérieur de la playe, & facilite la réunion des chairs divisées.

Consolidans emplastiques. Le quatriéme genre de remedes consolidans sont les emplastiques; ils servent à couvrir exactement la partie blessée, à défendre les sucs épanchés des impressions de l'air, & à tenir les lévres de la playe approchées l'une de l'autre pour en procurer la réunion; telles sont *la cire, les resines & les gommes balsamiques*, les emplâtres qui en sont composés, ou qui sont composés des autres genres de consolidans, comme l'emplâtre, *d'André d'André de la Croix, l'emplâtre tripharmaque, l'emplâtre de bétoine, l'emplâtre de* gratiâ Dei, *l'emplâtre* pro facturis, *l'emplâtre* contrà rupturam, *l'emplâtre* oxicroceum, *l'emplâtre noir, l'emplâtre de céruse, l'emplatre de charpie, l'emplâtre de souffre de Ruland, &c.*

Par le moyen de ces différens genres de consolidans, & par les autres secours de l'art, on procure aux chairs divisées une réunion par laquelle nous évitons la suppuration que ces chairs fourniroient, si on conduisoit la cure de la playe par une autre voye; mais cette réunion n'est pas toujours possible; & elle ne doit pas toujours être procurée quand elle est possible; quand je dis qu'elle n'est pas toujours possible, je ne parle pas des cas où il se trouve des obstacles qu'on peut éloigner comme les corps étrangers, les épanchemens, les chairs détruites qu'on peut enlever, ni même de la perte de substance, quand malgré cette déperdition, les parties divisées peuvent être assez rapprochées pour se toucher: Ces obstacles ne rendent la réunion ni absolument impossible, ni désavantageuse. Je ne parle pas

Obstacle à la réunion.

nonplus des cas où cette réunion n'eſt pas poſſible, & qui ſe manifeſtent par eux-mêmes : Dans ces cas on voit clairement que le genre & l'état des parties bleſſées ne permettent pas de la procurer & que nous devons même nous y oppoſer. Les playes de tête avec fracture du crâne nous en fourniſſent des exemples qui ſont connus de tous les Chirurgiens. Mais les playes où des parties nerveuſes ont été bleſſées ſans avoir été entierement coupées, apportent plus de difficulté dans la pratique ; ces playes ne montrent pas toujours le danger qu'il y auroit de s'expoſer par une prompte réunion à de fâcheux accidens, qui ſouvent n'arrivent que le cinquiéme ou ſixiéme jour de la maladie. Dans ces cas douteux, le plus ſûr eſt d'éviter l'uſage des conſolidans, ſurtout quand ces playes ſont profondes & étroites ; parce qu'en très-peu de tems elles ſe conſolident trop fortement pour pouvoir ſe rouvrir dans le beſoin ; il faut au contraire recourir aux remedes gras & relâchans pour diminuer le tiraillement des parties nerveuſes qu'on ſoupçonne avoir été bleſſées, & pour retarder la réunion, ou du moins pour la rendre si peu solide, qu'elle puisse céder, & fournir une issue aux sucs dépravés & âcres, que le fond de ces playes peut fournir dans la suite, & qui pourroient sans cette précaution irriter les parties nerveuses, blessées, & causer de fâcheux accidens.

Un jeune homme fut frappé d'un couteau aigu, à la partie inférieure & interne de la cuisse; la playe étoit placée sur les tendons qui se rapprochent en cette partie, & pénétroit assez pour qu'il y eût à craindre que quelques-uns de ces tendons n'eussent été piqués par la pointe de l'instrument, cela m'obligea à mettre sur cette playe un plumaceau trempé dans l'huile de lys, à faire avec la même huile des embrocations sur toute la partie inférieure de la cuisse, & à recourir à la saignée. Les deux premiers jours se passerent sans accident, la nuit suivante le malade sentit beaucoup de douleurs: je remarquai le lendemain que les tendons formoient une corde fort tendue & fort douloureuse; je répétai la saignée, je continuai mes embrocations, & je les secondai par le cataplasme de lait & de mie de pain, auquel j'ajoûtai après qu'il fut cuit beaucoup de la même huile que j'employois pour les embrocations. Tout resta dans le même état pendant les trois ou quatre jours suivans; & quoique la playe parût comme réunie, ou plutôt comme remplie & fermée par une chair assez rouge & tendre, elle laissoit échapper dans le cataplasme un peu de sérosité rougeâtre, qui ne parut que pendant quelques jours. La douleur diminua à mesure que cette sérosité s'écouloit, & cessa entierement lorsque cette petite suppuration fut tarie; la tension des tendons se dissipa en peu de tems, la playe se cicatrisa aussi-tôt; le septiéme jour je regardai le blessé comme guéri, & je cessai les remedes.

Souvent il paroît dès l'instant de la blessure des accidens qui manifestent sur le champ la lésion des parties nerveuses. Le tendon du biceps fut legérement blessé dans une saignée; la douleur se fit sentir assez vivement dans le moment de l'opération, il se fit un petit trombus pendant la saignée; on tira cependant du sang suffisamment: Mais la veine ne fut pas plutôt fermée, que la personne saignée sentit une douleur considérable qui persévéroit, & qui s'étendoit jusqu'à l'épaule. Pour cacher au malade la véritable cause de cet accident, je l'attribuai à du sang épanché sous la peau; je fis au plûtôt sur la partie une embrocation avec l'huile de lys & les gouttes anodines; j'y appliquai ensuite un cataplasme de lait & de mie de pain, pénétré de la même huile, la douleur s'appaisa assez promptement, mais elle se fit ressentir lorsque le cataplasme commença à perdre une partie de son humidité, & à s'aigrir; cette douleur disparut ensuite aussi-tôt que j'eus renouvellé le cataplasme & l'embrocation. Le malade passa fort bien la nuit, & je trouvai le lendemain que le sang qui avoit formé le trombus s'étoit épanché sur le cataplasme, ce qui persuada entierement le malade qu'il étoit délivré de sa douleur, que le sang épanché avoit été la cause de son mal. Se croyant guéri, il consentit avec peine que je lui appliquasse encore une fois les mêmes remedes.

Cependant je ne jouissois pas de la même sécurité, je craignois les accidens qui surviennent ordinairement quelques jours après, ce qui m'engagea à lui laisser le plus long-tems que je pus les remedes que je lui avois appliqués en dernier lieu. La douleur se réveilla en effet la nuit du quatriéme au cinquiéme jour ; je trouvai le tendon gonflé, dur & tendu : J'eus recours aux mêmes remedes, qui firent aussi-tôt cesser la douleur ; mais le gonflement & la dureté du tendon ne se dissiperent que peu-à-peu ; néanmoins ces petits accidens furent effacés entierement en huit ou dix jours.

Il arrive souvent que la piquûre de l'aponévrose, dans la saignée, fournit des matieres ichoreuses & âcres qui se trouvent retenues derriere cette aponévrose, & qui obligent à faire à cette partie une incision pour leur fournir une issue, & faire cesser les accidens. Cette pratique convient pareillement à toutes les blessures des aponevroses qui fournissent la même indication.

Je ne dis rien ici de l'étranglement qui suit souvent ces blessures, j'en ai parlé ailleurs (*a*), & j'examinerai en-

(*a*) L'art de guérir par la Saignée, 3 sect. ch. 11.

core cette matiere dans mon Traité de la Gangrene. Je ne parlerai pas non plus des morsures des animaux qui fournissent ordinairement la même contre-indication par rapport à la réunion, ni des autres playes faites par déchirement, ni des morsures des bêtes venimeuses, parce que j'en traiterai dans le même Ouvrage. J'y parlerai aussi des grandes contusions qui doivent de même s'opposer à la réunion des playes : Je dis les grandes contusions, car les contusions médiocres, où l'on peut présumer qu'il reste encore aux chairs meurtries assez d'action organique, pour renvoyer dans les routes de la circulation, le sang & les autres sucs retardés dans leurs tuyaux qui sont en partie écrasés ; ces contusions médiocres, dis-je, ne doivent pas nous empêcher de tenter la guérison des playes par la voye de la réunion ; les Praticiens éprouvent tous les jours d'heureux succès de cette méthode. Nous en rapporterons ci-après quelques exemples à l'article des playes de tête (*a*).

(*a*) Obs. 7, 8, 9.

CHAPITRE XVII.

Cure de la Suppuration purulente dans les solutions de continuité où cette Suppuration est inévitable ou nécessaire.

CETTE cure consiste, 1°. A procurer ce genre de suppuration ; 2°. à entretenir la quantité & la qualité de pus nécessaires pour la régénération ; 3°. à prévenir ou combattre les accidens qui peuvent troubler cette suppuration ; 4°. à la réprimer, lorsque la cicatrice doit recouvrir les chairs régénérées.

PREMIERE INDICATION, *qui consiste à procurer le genre de suppuration qui convient à la régénération des chairs.*

Nous devons supposer ici que cette indication se presente immédiatement, c'est-à-dire, qu'il n'y en ait point d'autres auxquelles il faille préalablement satisfaire, qu'il n'y ait point d'obſtacles qui empêchent ou qui éloignent cette ſuppuration, & qu'il faille diſſiper avant que de la procurer. Par exemple, une inflammation conſidérable, qui, comme nous l'avons remarqué, produiroit une ſuppuration d'un autre genre, & qui engorgeroit les chairs : Les tumeurs qui ſe forment par congeſtion, les dépôts qui arrivent dans les maladies putréfactives, le mauvais état des chairs ulcérées, contuſes gangreneuſes, fourniſſent une ſuppuration ſanieuſe ou putride qu'il faudroit terminer avant qu'on pût réuſſir à obtenir la ſuppuration dont il s'agit préſentement. Les accidens qu'entraînent les morſures venimeuſes, une gangrene qui s'empare des chairs de la partie bleſſée, & qu'il faut traiter ſelon les différentes cauſes qui la produiſent, tous ces différens cas offrent des indications particulieres : Nous avons déjà parlé de quelques-uns de ces cas, & nous examinerons les autres dans la ſuite. Ainſi nous nous arrêterons ſeulement ici aux remedes qui peuvent provoquer ou accélérer la ſuppuration purulente qui convient à la régénération des chairs,

& par lesquels on peut prévenir les accidens qui pourroient la retarder. On peut les réduire à deux classes. La premiere comprend les remedes topiques, & la seconde, les remedes internes. Les topiques sont de deux sortes, les uns s'employent dans l'intérieur de la playe, les autres s'appliquent extérieurement. On a donné aux premiers le nom de *digestifs*, & aux seconds celui de *défensifs*.

Des Digestifs.

Les digestifs sont regardés par quelques Praticiens comme des remedes pourrissans, parce que ces remedes attirent beaucoup de matieres purulentes, & qu'on regarde ces matieres comme des sucs corrompus ; cependant les matieres véritablement purulentes, surtout celles qui sont produites dans le tems de la régénération des chairs, & qui sont dans leur premier état, c'est-à-dire, telles que les chairs les fournissent, n'ont aucune marque de putréfaction, & loin que les digestifs soient des médicamens pourrissans, ils sont au contraire ordinairement composés en partie de remédes balsamiques qui s'opposent à la pourriture de ces matieres, & ils ne les augmentent que parce qu'ils facilitent ce genre de suppuration en relâchant beaucoup les chairs. Par ce relâchement, le cours des humeurs y est fort rallenti, & les tuyaux qui portent les sucs blancs restent continuellement ouverts. Ainsi autant que ce même relâchement rend la circulation de ces sucs difficiles, autant il facilite leur issue dans la playe. Ce n'est donc point en portant la pourriture dans ces chairs ni dans ces sucs, que ces remedes procurent la suppuration que nous voulons provoquer ici. Les digestifs doivent donc être en même-tems antiputrides & relâchans. Mais comme nous n'avons point de médicamens simples qui possedent ces deux qualités ensemble, on compose ces digestifs avec des suppuratifs émolliens & des substances balsamiques.

C'est principalement le relâchement que l'on doit avoir en vue dans l'usage des digestifs que l'on employe dans les playes susceptibles d'inflammation, c'est-à-dire, dans les playes où les chairs sont bien saines & bien vives. L'inflammation legere qui survient à ces playes le deux ou troisiéme jour, produit plus ou moins d'humeur purulente, selon que cette inflammation est plus au moins considérable; cette humeur s'infiltre dans les graisses avant que de se répandre dans la playe: Ainsi plus elle trouve de difficulté à se répandre dans la playe, & plus l'inflammation est grande; plus l'infiltration de l'humeur purulente est considérable dans les chairs des bords, & dans les chairs voisines de la playe, plus le dégorgement de ces chairs est long plus la suppuration qui procure la régénération est retardée. Ainsi on doit recourir dans les playes aux digestifs relâchans, parce que non seulement ils s'opposent beaucoup à l'inflammation par le relâchement qu'ils procurent, & empêchent par-là une grande production & une grande infiltration d'humeur purulente; mais ils préviennent ou diminuent encore beaucoup l'infiltration de cette humeur, en empêchant l'extrêmité des chairs divisées de se dessécher, & aussi en ramollissant ces chairs: Car l'humeur purulente qui est formée par le peu d'inflammation qui ſurvient, trouve ces mêmes chairs fort diſpoſées à lui donner le paſſage pour ſe répandre dans la playe à meſure qu'elle eſt produite; parce que les graiſſes des environs de la playe dans leſquelles s'infiltre cette humeur, peuvent ſe dégorger auſſi-tôt dans la cavité de cette playe. On voit par-là combien les remedes ſpiritueux qui racorniſſent les chairs, qui en coagulant les ſucs, bouchent l'extrémité des tuyaux coupés, & qui en irritant les chairs excitent l'inflammation, ſont oppoſés aux vues que l'on doit avoir dans les premiers tems de la cure des playes des chairs ſaines & fort vives.

Lorſqu'on a d'ailleurs des raiſons particulieres pour procurer un prompt relâchement dans les chairs, comme aux playes fort douloureuſes & fort ſuſceptibles d'irritation, ou d'étranglement, on rend les digeſtifs beaucoup plus relâchans que balſamiques; mais ſi la playe eſt accompagnée de contuſion, ou d'une diſpoſition à la mortification qui rendent l'action organique des chairs trop languiſſantes, on anime les digeſtifs par des remedes actifs & ſpiritueux. Ainſi nous devons reconnoître trois sortes de digestifs: sçavoir, *les digestifs relâchans*, *les digestifs balsamiques*, & *les digestifs animés*.

Digestifs relâchans.

Les digestifs fort relâchans sont composés *d'huile d'amande douce* ou de bonne *huile d'olive & de jaune d'œuf*; pour rendre ces digestifs plus relâchans, on peut employer des huiles dans lesquelles on a fait infuser des remedes relâchans ou émolliens, telles sont *les huiles de lys*, *de bouillon blanc*, *de violette*, &c. On peut aussi à la place du jaune d'œuf faire fondre dans ces huiles des onguens où les substances grasses ou huileuses dominent, & qui ne contiennent aucun remede stimulant, par ce que ce genre de digestif, comme nous venons de le dire, est employé dans les playes qui sont fort susceptibles d'irritation, & où l'on craint que les chairs blessées ne s'enflamment, ou qu'il ne survienne quelque étranglement.

Attentions qu'exigent les premiers pansemens.

Ces sortes de playes demandent surtout de grandes attentions dans les premiers pansemens, lorsque la suppuration n'est pas encore bien établie. Dans ces premiers tems, le sang

& les autres sucs épanchés qui se sont séchés avec la charpie du premier appareil, forment une espece de croute fort-adhérente aux chairs de la playe. On ne peut enlever cette charpie sans causer beaucoup d'irritation & de douleur, sans augmenter l'inflammation qui ne manque pas d'arriver plus ou moins dans les premiers jours, sans accroître les accidens qui en dépendent, sains retarder la suppuration, sans ôter aux chairs un tégument, qui par son adhérence leur est devenu comme propre, & qui leur est nécessaire jusqu'à ce que la suppuration y supplée par cette douce onction qu'elle leur procure, en les couvrant d'un pus louable. Mais ce tégument formé par le sang qui a pénétré le premier appareil qui s'y est desseché, qui le rend dur & qui l'attache à la partie blessée, n'a pas la soupplesse ou la mollesse qui convient pour couvrir mollement des chairs blessées qui sont dans un tems d'inflammation & de douleur : Le Chirurgien doit donc être attentif à cet inconvénient, & pour le prévenir, il doit humecter ce premier appareil avec un défensif liquide d'un genre, qui comme nous l'expliquerons inceſſamment, puiſſe convenir à l'état de la playe.

Si l'appareil ſe trouve fort pénétré de ſang, on levera fort délicatement les premieres compreſſes du deſſus après les avoir mouillées, on humectera enſuite celles qu'on aura découvertes, & on les enlevera ainſi les unes après les autres, juſqu'à celle qui couvre immédiatement la charpie ou les lambeaux de linge uſé & fort mollet, qu'on met quelquefois dans la playe au lieu de charpie, ſurtout dans les premiers appareils. Il ſera avantageux que cette compreſſe qu'on aura placée la premiere ſur la charpie ſe trouve ſimple, afin qu'on puiſſe ſans la lever, humecter facilement la charpie qui eſt deſſous, elle doit d'ailleurs déborder un peu les autres, afin qu'on la reconnoiſſe & qu'on puiſſe la retenir facilement par ſes bords lorſqu'on veut enlever celles de deſſus, ſans ébranler la partie de l'appareil qui doit reſter dans la playe.

Quand les trois ou quatre premiers jours, qui eſt le tems de l'inflammation & de la grande ſenſibilité de la playe, sont passés, & que la suppuration & la dissolution des sucs extravasés, commencent à humecter la charpie & la compresse qui les couvre, on acheve d'humecter avec quelque liqueur convenable cette charpie & cette compresse pour les enlever. Après avoir ôté la compresse, on commencera à retirer doucement la charpie du milieu de la playe, c'est-à-dire, celle qui ne touche pas immédiatement les chairs, & on laissera toute celle qui leur est encore adhérente; mais on doit prendre garde qu'il ne se ramasse, en quelque endroit sous cette derniere, des matieres fournies par la suppuration, ou plutôt par la dissolution des sucs épanchés : Car ces matieres accumulées & croupissantes venant à perdre par la corruption leur consistence, peuvent en partie rentrer dans les voyes de la circulation, & comme nous le remarquerons ci-après, se déposer sur quelque viscere, & faire périr le blessé dans un tems où il n'y a plus à craindre du côté de la playe; ou bien elles excitent un cours de ventre, ou elles entretiennent une fiévre qui peut troubler la suppuration, & être funeste au malade. On ne sçauroit donc être trop attentif à chercher les endroits où cette charpie est détachée pour l'enlever, afin qu'aucunes matieres ne croupissent dessous, & il faut l'ôter sans arracher & entraîner avec elle, celle qui est encore adhérente aux chairs; si ces charpies se tiennent, on coupera adroitement avec des ciseaux celle qui est libre pour l'enlever seule sans tiraillement & sans douleur. Toutes ces attentions qu'exigent la levée des premiers appareils des grandes playes demandent la main d'un Maître; aussi les Praticiens prudens ne confient-ils qu'à eux-mêmes les premiers pansemens.

Tout ce détail paroîtra peut-être inutile, parce que le bon sens semble assez dicter ces précautions; mais on ne sçauroit manquer de les recommander aux jeunes Chirurgiens, qui pensent qu'on ne peut trop se rendre insensibles aux souffrances des malades. La pitié doit à la vérité être soumise à la raison dans les opérations; mais il est très-important que ce sentiment ne s'éteigne pas dans les Chirurgiens; les pansemens qui les occupent plus que les opérations, exigent rarement des procédés irritans & douloureux ; il y a donc de l'inhumanité à ne les pas épargner aux malades toutes les fois qu'ils sont inutiles, ou plutôt toutes les fois qu'ils sont nuisibles : Le Chirurgien ne doit pas ajoûter à ce courage, ou si l'on veut, cette intrépidité qui lui est quelquefois nécessaire, un caractere féroce ou cruel, qui est toujours détestable.

Il faut examiner exactement la playe dès les premiers jours de la suppuration, pour voir s'il n'y a pas quelques sinus qui arrêtent les matiéres purulentes déjà formées ou qui retiennent du sang épanché ; en pareils cas, on en est ordinairement averti par une grande puanteur que la playe exhale lorsque cette humeur vient à se corrompre, ce qui arrive souvent dès les premiers jours : Ainsi la puanteur d'une playe où il n'y a pas de gangrene, est presque toujours un signe certain de quelques humeurs épanchées & retenues dans quelque sinuosité formée dans les graisses qui avoisines la playe. J'ai vû dans ce cas plusieurs blessés, qui étoient dans un état déplorable, par la foiblesse extrême, & par d'autres accidens que cause la presence de ces matieres putrides & retenues.

Quelquefois les sucs épanchés qui pénétrent l'appareil, se dépravent si promptement, qu'on s'en apperçoit dès le second jour par leur mauvaise odeur, alors il faut changer au plutôt toutes les compresses de l'appareil, & enlever toute la charpie qui ne tient point; car cette dépravation pourroit produire de fort mauvais effets, si on différoit à changer cet appareil pénétré de sucs déjà corrompus. Cette disposition qu'ont les sucs épanchés à se corrompre, engage la plûpart des Praticiens à ne se servir que de charpie seche au premier pansement, afin que ces sucs la pénétrent mieux, & ne s'accumulent pas sur les chairs, ce qui faciliteroit la putréfaction, & la rendroit plus désavantageuse: Quelques-uns la mouillent dans une liqueur légerement stiptique, comme dans une legere dissolution d'*alun*, ils lavent les chairs avec cette liqueur pour enlever tout le sang épanché, & ils s'opposent par ce même remede, dont ils imbibent la charpie qu'ils mettent dans la playe, à un nouvel épanchement, & en cas qu'il s'écoule encore quelque peu de sang, cette liqueur qui est antiputride s'oppose à la corruption. Elle peut faire aussi l'office de défensif répercussif, & s'opposer du moins un peu à l'inflammation ; mais l'appareil doit bientôt se dessécher, & devenir dur & roide si on n'y remédie pas. Toutes ces pratiques bien entendues ne sont pas à rejetter : Mais quand les digestifs relâchans sont indiqués, ils doivent être appliqués tout d'abord ; car il faut dès les premiers jours de la playe être en garde contre les accidens qui peuvent survenir.

On ne doit pas sans quelque raison particuliere, telle que seroit l'indication que présente un étranglement, ou une grande inflammation, continuer long-tems l'usage de ces digestifs relâchans, parce qu'ils affoiblissent trop l'action organique des chairs, laquelle ne peut alors contribuer qu'imparfaitement à cet alliage de sucs qui forment un pus onctueux, ni entretenir dans cette humeur une chaleur suffisante pour lui donner le dégré de coction qui lui convient : En effet ces remedes ne procurent ordi-

On ne doit pas continuer long-tems les digestifs relâchans.

nairement qu'un pus crud & féreux, & rendent les chairs fort molles & fort pâles; ainsi leur usage seroit désavantageux, si on le continuoit longtems. D'ailleurs ils cessent, lorsque la suppuration est un peu rétablie, d'être nécessaires pour remplir l'indication qui les exigeoit; car les matieres purulentes y satisfont alors.

Digestifs balsamiques.

Les digestifs balsamiques, tels que ceux que l'on compose avec la térébenthine, ou quelqu'autre baume & le jaune d'oeuf, ou avec quelque onguent balsamique & quelqu'huile convenable, par exemple, avec le baume d'Arceus & l'huile de millepertuis, ou quelqu'autre composition semblable, (voyez ci-après les sarcotiques relâchans) sont les remedes qui conviennent dans toutes les playes où l'on a d'autres vûes à remplir que de procurer une suppuration louable, & de préserver de la pourriture, les matieres que cette suppuration fournit. Ces digestifs doivent être plus onctueux, selon que la suppuration tarde plus ou moins à s'établir, & plus ou moins balsamiques, selon que la suppuration s'établit plus ou moins abondamment.

Il faut surtout panser rarement dans les premiers tems, car il n'y a pas de plus puissant digestif que le pus; ainsi après avoir enlevé les sucs épanchés, & s'être assuré, par la levée du premier appareil, de l'état de la playe, on doit, si on veut hâter la suppuration, éloigner les pansemens jusqu'à ce qu'elle soit entierement établie.

Les pansemens ne doivent pas être fréquens lorsqu'il faut provoquer la suppuration.

On ne doit employer aucun de ces digestifs onctueux sur les nerfs, sur les tendons, sur les membranes fort nerveuses, sur les os; en un mot, sur les parties blanches ou spermatiques qui doivent se préparer à la suppuration, & à l'incarnation par une espece d'exfoliation qui arrive par le desséchement de la surface de ces parties. On procure ce desséchement par des huiles alkoolisées, ou par des balsamiques spiritueux. Les digestifs onctueux amolliroient trop cette surface, ces vaisseaux fort délicats s'engorgeroient, & périroient par la pourriture qui s'empareroit des sucs retenus dans ces vaisseaux trop relachés & trop affoiblis; cette pourriture s'étendroit de plus en plus, & enfin détruiroit entierement le tissus de ces

Les digestifs onctueux ne doivent pas être appliqués sur les parties blanches ou spermatiques.

parties spermatiques, trop peu fournies des vaisseaux artériels, pour fournir une humeur purulente, louable & peu corruptible.

Digestifs animés.

Les digestifs animés sont nécessaires pour réveiller & soutenir l'action organique des chairs blessées, lorsqu'elle est fort affoiblie & incapable de produire un pus louable, & pour avancer en même-tems la suppuration dans ces chairs : Ainsi ce genre de digestifs ne convient que lorsqu'on doit satisfaire tout ensemble à ces deux indications, c'est-à-dire, lorsque l'action des chairs n'est pas assez affoiblie, pour exiger purement des remedes vifs, ni assez vigoureuse, pour n'avoir besoin que de simples digestifs.

Deux sortes de digestifs animés.

Cette débilité peut dépendre, ou d'une contusion violente, ou d'une disposition languissante des chairs : Cette derniere cause exige des remedes spiritueux & actifs, comme *l'eau-de-vie*, *l'esprit de vin*, *le camphre*, *l'eau vulnéraire*, *les baumes distillés*, *l'esprit de térébenthine*, &c. qu'on ajoûte *aux digestifs balsamiques* ou *à l'onguent de stirax*, ou *quelques autres onguens*

Digestifs animes, spiritueux ou révivifians.

guens relâchans & antiputrides ; tels sont ceux où entrent la myrrhe , l'aloes, le benjoin , l'encens , le stirax.

Digestifs animés dissolvans.

Si cet affoiblissement de l'action organique des vaisseaux dépend d'une contusion un peu considérable, on doit éviter les remedes fort spiritueux, surtout les huiles alkoolisées, & les huiles essentielles distillées ; parce que ces huiles épaississent & durcissent les humeurs arrêtées dans les tuyaux froissés, consolident l'extrémité de ces vaisseaux, & empêchent par-là le dégorgement de ces mêmes vaisseaux. Si ces humeurs arrêtées ne peuvent dans les premiers temps rentrer dans les voyes de la circulation, elles achevent d'éteindre l'action organique des canaux écrasés qu'elles engorgent, elles sont livrées à un croupissement dans ces vaisseaux qui les exposent à la putréfaction, & si après que la pourriture s'en est emparée à un dégré capable de les rendre pernicieuses, elles regagnent la masse du sang, elles peuvent par ce reflux, comme nous l'expliquerons dans la suite, causer de grands accidens, & même la mort : Ainsi plus la contusion est violente, plus l'usage de ces huiles ſpiritueuſes eſt funeſte aux bleſſés ; on doit la bannir en pareil cas, & recourir à des remedes actifs diſſolvans, qui non-ſeulement raniment l'action organique des chairs contuſes & engorgées, mais qui de plus donnent aux ſucs arrêtés aſſez de fluidité pour s'écouler facilement : nous ne connoiſſons encore que fort peu de pareils remedes ; mais nous en avons un qui n'eſt pas rare & qui eſt très-efficace ; c'eſt le ſel armoniac bien pulvériſé qu'on peut mêler commodément avec les digeſtifs, ou les onguens, ou les décoctions balſamiques que nous avons indiqué. Le nitre, le ſel marin & preſque tous les autres ſels neutres de ſaveur ſalée, les ſels lixiviels, les ſels eſſentiels de la plûpart des plantes apéritives, ſudorifiques & purgatives, tirés à la maniere de M. de la Garaye, peuvent auſſi ſatisfaire à la même indication. Quand les chairs ſont fort contuſes, il ne faut pas oublier de faciliter l'action de ces remedes par des ſcarifications ou des inciſions qui puiſſent fournir de toute part aux ſucs arrêtés, des iſſues pour s'échapper, & qui puiſſent mettre les remedes à portée d'agir jusques dans l'intérieur dela masse des chairs contuses.

Les remedes spiritueux peuvent seulement convenir dans les playes contuses où l'action des chairs n'est pas excessivement affoiblie; car cette action excitée par ces remedes suffit alors pour empêcher le croupissement des sucs & leur dépravation.

On doit diminuer tous les remedes actifs à mesure que les chairs se revivifient, & que leur engorgement se dissipe, afin que le digestif puisse accélérer ensuite plus promptement la suppuration.

DES DÉFENSIFS.

Les défensifs, comme nous l'avons dit, sont des remedes qu'on applique extérieurement sur une playe après l'avoir garnie intérieurement d'un digestif convenable : Ils servent à défendre la partie malade de quelque accident que l'on redoute, comme d'une inflammation, d'une disposition à la mortification, d'un engorgement ou d'un étranglement. Ces défensifs doivent être de différens genres pour pouvoir s'opposer à ces différens accidens. On peut les réduire comme les digestifs à trois classes, en renfermant sous la premiere *les défensifs astringens* ou répercussifs, sous la seconde, *les défensifs relâchans*, & sous la troisiéme, *les défensifs animés.*

Défensifs astringens.

Les défensifs astringens étoient fort en usage chez les Anciens, surtout dans les playes qui demandent immédiatement la réunion. Ces remedes s'opposent à l'inflammation que l'on doit prévenir soigneusement dans la cure de ces playes, parce qu'elle forme, comme nous l'avons dit en parlant des consolidans, un obstacle très-grand à la réunion. Mais le succès de ces remedes contre l'inflammation dans ce genre de playe, les avoit entraîné dans une erreur qui a dû être très-funeste à beaucoup de blessés. Les anciens Chirurgiens confondoient communément l'inflammation avec ce genre de tumeur ou de gonflement qui arrive aux playes accompagnées d'étranglement, & qu'ils appelloient ordinairement *fluxion*; ils pensoient que la partie blessée étoit affoiblie par la playe, & qu'elle ne pouvoit plus résister à l'affluence des sucs que les autres parties plus fortes lui envoyoient ; ainsi ils attribuoient à ce prétendu affoiblissement la fluxion ou l'engorgement qui arrive par étranglement. Dans cette idée, ils avoient recours aux remedes qu'ils croyoient propres à fortifier & resserrer les vaisseaux de la partie malade : mais le succès ne favorisoit pas cette pratique, on a trouvé plus de secours dans les remedes huileux, que le seul hazard a pû introduire dans le traitement de ces engorgemens. Pour concilier l'expérience avec leur opinion, les Anciens formoient par un assemblage monstrueux de relâchans & d'astringens, des défensifs qui sembloient s'accommoder à leur préjugé. De-là sont venues les embrocations d'*huiles de myrrhe, de mastic, de roses, de coin & plusieurs* recettes composées de même, de deux genres de remedes dont les vertus s'entredétruisent. Une pratique plus éclairée rejette aujourd'hui ce mêlange de remedes incompatibles ; elle sçait distinguer les cas où elle doit placer à propos ces deux genres de défensifs séparément, ou si elle les prescrit encore quelquefois ensemble, ce n'est que dans la vûe de corriger ou de modérer la trop grande astriction de certains répercussifs par quelques relâchans ou anodins ; mais on se garde bien de détruire cette vertu, comme faisoient les Anciens, qui l'anéantissoient dans les huiles dont nous venons de parler ; car ce n'est que sur cette astriction modérée que l'on compte pour satisfaire à l'inclination qu'on a à remplir. Si une playe est menacée d'une inflammation simple, sans qu'il y ait d'étranglement à craindre, on peut recourir aux antiphlogistiques répercussifs pour prévenir cet accident, ou pour le dissiper, s'il paroît déja ; mais on doit les employer avec toutes les précautions que nous avons détaillées ci-devant en parlant de l'usage de ces remedes, & il faut d'ailleurs remarquer que dans le cas dont il s'agit, l'inflammation n'est à craindre que lorsqu'elle est un peu considérable, & on se dispense ordinairement de lui opposer ces remedes, lorsqu'on ne s'attend qu'à un petit gonflement inflammatoire qui est ordinaire aux playes, & qui même contribue à procurer une suppuration louable ; on sçait assez, que ces remedes peuvent d'ailleurs convenir dans les cas d'hémorrhagies, pourvû qu'ils soient secondés par d'autres astringens introduits dans la playe. Ainsi nous ne nous arrêterons point à ce dernier usage qui se présente de lui-même, (voyez les répercussifs consolidans & astringens.)

Nous venons de voir que l'expérience, malgré de puissans préjugés, avoit introduit dans la pratique des Anciens, l'usage des défensifs relâchans; il est vrai qu'ils croyoient changer, pour ainsi dire, la nature de ces remedes, en les joignant à quelque astringent, ils esperoient trouver, par exemple, dans l'huile d'olive, un défensif fortifiant après y avoir fait infuser des roses, cependant il est évident que ce remede restant toujours gras & huileux, ne peut cesser d'être relâchant & émollient. Mais l'expérience ayant cependant fait appercevoir depuis long-tems l'utilité de ce genre de remedes, il est visible que les topiques relâchans ont été placés à bon titre par les Anciens mêmes, parmi les défensifs. J'ai assez fait entrevoir dans les deux observa- Défensifs relâchans.

tions que j'ai rapportées vers la fin du Chapitre précédent, quel est l'usage de ces remedes, & le cas où ils conviennent dans les playes, qui est sur-tout lorsqu'on craint que quelque partie aponévrotique ou tendineuse ne soit blessée, & n'occasionne un étranglement & un engorgement dans la partie malade. Je ne m'étendrai pas davantage sur l'usage de ce genre de défensif, parce que je serai obligé d'en parler encore dans mon Traité sur la Gangrene, lorsque je traiterai de la mortification que peuvent causer les étranglemens & les engorgemens qui les suivent.

Défensifs animés.

Nous avons la même remarque à faire sur les défensifs animés, que celle que nous avons faite sur les digestifs animés; car ces défensifs peuvent être employés pour ranimer des chairs contuses, ou des chairs dont l'action organique languit par une stupéfaction causée par la violence d'un coup, ou par quelque mauvaise disposition qui menace de gangrene.

Deux genres de défensifs animés.

Défensifs dissolvans.

Dans le premier cas, on doit recourir aux remedes actifs, & dissolvans, dont nous avons déja parlé, afin qu'ils contribuent avec les digestifs animés par de pareils remedes, au dégorgement des chairs contuses. Une forte décoction de racine d'Aristoloche, de Bryone, d'Enulacampana, ou d'autres plantes âcres ou ameres qui sont des remedes de ce genre, peut servir à dissoudre du sel armoniac, ou à son défaut, du sel de nitre, du sel marin, des sels lixiviels, des sels essentiels, des plantes salées, âcres ou ameres, & à mouiller les plumaceaux & les compresses qu'on applique extérieurement. On doit borner l'usage de ces remedes aux chairs de la playe qui sont fort contuses; car comme nous l'avons déja remarqué, si la contusion n'est pas fort considérable, & que l'action organique des chairs réveillée par quelque remede que ce soit, puisse suffire pour entretenir la fluidité & le mouvement des sucs, les remedes spiritueux peuvent dans ce cas convenir, au moins aussi bien que ceux dont nous parlons. Il faut remarquer d'ailleurs que dans les playes les plus contuses, le froissement des chairs n'est pas égal dans toute l'étendue de la contusion; il n'y a souvent que les chairs les plus voisines

Défensifs spiritueux.

de la playe qui exigent des défensifs dissolvans. On peut appliquer par-dessus les premieres compresses chargées de ces remedes & bornées à ces chairs, d'autres compresses plus étendues & trempées dans des liqueurs spiritueuses, pour couvrir le reste de la partie qui est moins contuse.

C'est encore à ce dernier genre de remede que l'on a recours, quand la débilité de l'action organique dépend d'une disposition qui tend à la gangrene. Ces défensifs spiritueux sont *le vin, l'eau-de-vie, l'esprit de vin, l'eau vulneraire, toutes les liqueurs remplies d'huiles volatiles aromatiques, le camphre dissout dans ces liqueurs, les plantes aromatiques bouillies dans le vin, ou reduites en poudre & cuites avec le vin en forme de cataplasme, telles sont la sauge, la lavande, l'hysope, le romarin, le thim, la marjolaine, l'origan, le calament, le pouliot, le serpolet, l'abrotanum, l'absynthe, les bayes de genievre, de laurier, les semences d'anis, de coriandre, d'ammi de daucus, de fenouil, &c.* On peut avec ces poudres, les quatre farines, & le vin, faire des cataplasmes qui seront d'excellens défensifs pour ranimer l'action organique des chairs de la partie blessée.

Des Remedes Généraux.

La saignée est un des principaux remedes que la Chirurgie puisse opposer à la plûpart des accidens qui surviennent aux playes récentes, tant à celles qui demandent la réunion, qu'à celles qui doivent suppurer ; car elle est très efficace pour prévenir les inflammations, les étranglemens, les hémorrhagies, la fiévre, les convulsions ; aussi ne manque-t-on jamais d'y avoir recours dans la cure des playes un peu considérables, & de répéter même ce remede plusieurs fois, lorsqu'on redoute, ou qu'on a à combattre quelques-uns des accidens dont on vient de parler. Saignée.

La diete rigoureuse & humectante est en pareil cas une seconde ressource qu'il est très-importrant de ne pas négliger. L'usage des purgatifs dans les playes récentes paroît assez généralement établi par les Anciens, & prescrit encore par beaucoup de Théoriciens modernes ; mais tous les La diete. Purgatif.

Praticiens éclairés rejettent aujourd'hui ces remedes, tant qu'il ne se trouve chez les blessés d'autres indications que celles que peuvent fournir les playes; ils sont même convaincus que les purgatifs, surtout ceux qui sont un peu actifs, sont des irritans fort dangereux dans beaucoup de cas où la moindre irritation peut attirer de fâcheux accidens. Si la purgation est indiquée indépendamment de la playe, par quelque signe ou par quelque indisposition qui fasse craindre les mauvais effets de quelques matieres dépravées & retenues dans les premieres voyes, ont tâche d'entraîner ces matieres par des lavemens, ou par quelques laxatifs fort-doux: Mais si elle est indiquée par une disposition cacochyme qui puisse apporter quelque obstacle à la guérison de la playe, & qui exige des purgatifs plus forts, on attend que les tems orageux de cette playe soient passés, & que les chairs blessées se trouvent, par une suppuration bien établie, dans un relâchement qui rassure contre l'effet turbulent de ces remedes.

Les diaphorétiques & les diurétiques.

Quand cet état de cacochymie paroît indiquer l'usage de quelques autres évacuans, soit diaphorétiques, soit diurétiques, on doit en user avec la même circonspection. Mais lorsque les sucs vicieux répandus dans la masse du sang portent sur le principe vital, débilitent l'action organique des chairs blessées, & font craindre dès les premiers jours, la mortification, on ne doit point hésiter à recourir aux cordiaux stimulans, comme à la thériaque & aux autres remedes remplis de substances spiritueuses, afin de seconder l'effet des digestifs & des défensifs animés qu'on employe extérieurement pour ranimer l'action trop languissante des chairs de la partie blessée.

Les cordiaux.

CHAPITRE XVII.

Seconde indication, qui consiste à entrenir la quantité & la qualité du pus nécessaires pour la régénération des chairs.

NOUS ne pouvons satisfaire à cette indication avec intelligence, si nous ignorons la véritable cause & le méchanisme de la régénération des chairs dans les cavités des playes, des ulcères & des abscès; sans cette connoissance, nous sommes réduits à suivre aveuglément la voye qui nous est marquée par une expérience vague & équivoque.

Mais on est toujours incertain & inquiet quand on marche sans lumiere, même dans les routes les plus frayées & les plus connues. La connoissance des opérations de la nature dans la reproduction de la substance dont nos parties ont souffert une perte, peut seule éclairer notre pratique dans la cure des solutions de continuité, où nous devons procurer ou faciliter cette reproduction ; ainsi on ne doit pas regarder cet objet comme un point de théorie, ou comme une explication recherchée, qui n'intéresse que la curiosité.

De la régenération des chairs.

On ne s'est point encore assez attaché à rassembler & à examiner tous les faits qui peuvent servir à expliquer le méchanisme de la nature dans la production des chairs qui remplissent les cavités des playes ; l'imagination a seulement saisi quelques idées grossieres, qui, au premier aspect, paroissent conformes à ce que ce phénomene offre immédiatement de plus frappant à nos yeux. On s'est laissé prévenir par une comparaison tirée de l'art du Maçon, comparaison si sensible & si séduisante, qu'elle a éloigné de l'esprit tous les doutes qui pourroient le porter à pousser plus loin ses recherches, & à entrer dans un examen plus rigoureux. On s'est imaginé que les chairs se reproduisoient par l'application du suc nourricier à l'extrémité des petits tuyaux coupés. Frappés de l'idée d'une sorte de maçonnerie, il nous semble que ces petits canaux croissent de la même maniere que nous voyons que croît le tuyau d'une cheminée qu'on allonge; nous pensons que de même que le Maçon arrange les briques ou les matériaux quand il bâtit; la nature, par le moyen de la circulation, porte & place aussi avec ordre le suc nourricier à l'extrémité des petits vaisseaux coupés, & que ce suc s'y coagule & forme de nouveaux contours qui rallongent ces petits tuyaux.

Nous adoptons ces idées sans faire attention à plusieurs faits assez connus, qui montrent sensiblement que la nature agit bien différemment dans les corps vivans : Car pourquoi n'appercevons-nous pas que dans les végétaux, les fibres herbeuses ou ligneuses d'une branche ou d'un tronc totallement coupé, ne croissent ou ne poussent point, qu'au contraire la surface de ces fibres coupées se desséche & se resserre; le passage des sucs s'y ferme entierement, & toute végétation y cesse; elle se jette sur les côtés, où elle trouve dans le tendre tissu de l'écorce des parties plus délicates & plus minces, qu'elle étend & pousse au-dehors pour former des bourgeons qui produisent de nouvelles branches. Cette opération s'exécute par le mouvement de la séve, qui force le foible tissu de ces parties; la nutrition qui se fait dans l'intérieur des fibres naissantes fournit aux parois de ces fibres, à mesure qu'elles s'étendent, la substance qui doit leur donner la solidité & l'épaisseur qui leur convient. Dans cette végétation la nature ne travaille point par dehors à découvert, elle n'expose point à l'air les sucs qu'elle employe; cet agent extérieur les altéreroit sans doute. Nous observons à peu-près le même méchanisme dans les parties des animaux, particulierement dans les ongles, dans les cornes, dans les poils, dans les verrues, &c. car on sçait que ces parties ne croissent point par l'application d'un suc nourricier à la surface extérieure de leur extrêmité coupée: Comme dans les végétaux, cette extrémité se desséche & se durcit; les sucs ne peuvent se porter au-dehors pour réparer la substance qui a été enlevée; si ces parties sont susceptibles d'extension ou d'accroissement, ce n'est point par l'extrémité ou elles ont été coupées, ce n'est, comme nous le verrons dans la suite, que dans les endroits où le tissu de ces parties est si tendre & si flexible, qu'il ne peut résister à l'effort des sucs que la circulation y envoye. Voilà constamment dans tous les cas, où les sens peuvent en décider, les loix que la nature suit dans l'accroissement, ou, si on le veut, dans le rallongement des tuyaux d'une partie dont une portion a été enlevée.

Pourquoi donc, sans aucune preuve, supposer dans la régénération des chairs un méchanisme si opposé à cet ordre naturel? Les chairs qui remplissent la cavité des playes, semblent naître, il est vrai, de la surface où de l'extrémité des chairs mêmes qui ont été coupées; mais ces chairs coupées ne renferment-elles point entre elles quelque tissu extrêmement mince & foible, qui, comme dans tous les cas que nous venons de rapporter, puisse seul être forcé & étendu par les sucs que la circulation porte dans ce foible tissu qui n'est plus appuyé, & qui ne peut résister à l'effort de ces ſucs. Pourquoi, au lieu de s'en tenir à cette ſimple extenſion ſi facile à comprendre & ſi bien établie par des exemples frappans fournis par la nature même, ſe décider par une comparaiſon étrangere, pour une vraie reproduction des chairs qui eſt abſolument inſoutenable. Quelques-uns, à la vérité, ſe ſont déja déclarés pour la reproduction des chairs par une ſimple extenſion, mais ils ne ſont point entrés dans le détail des connoiſſances qui peuvent l'établir avec certitude, & qui peuvent diſſiper toutes les difficultés que cette matiere nous préſente. Pour mieux faire ſentir ces difficultés, & pour expoſer évidemment le méchaniſme particulier de la régénération dont il s'agit, nous allons rappeller ici pluſieurs faits auſquels toutes nos recherches & tous nos raiſonnemens ſur cette matiere doivent être rigoureuſement aſſujettis.

1°. Les vaiſſeaux ſenſibles, les tendons, les nerfs remarquables ne ſe réparent point lorſqu'ils ſouffrent une déperdition de ſubſtance, car on n'en trouve jamais aucun dans le corps des cicatrices ; s'il ſort quelque peu de ſang quand on y fait des inciſions, ce n'eſt que par de petits points preſqu'imperceptibles qui marquent que cette humeur ne la pénétre que par des routes inſenſibles, c'eſt-à-dire, par des vaiſſeaux capillaires ſi petits, qu'elle ne peut donner aucune rougeur à la ſubſtance de la cicatrice.

2°. Les fibres ſanguines ou la chair qui forme les muſcles, ne ſe réparent point non plus; on peut s'en convaincre par la nature des cicatrices qui ſe forment aux grandes playes des muſcles : Car non-ſeulement la ſubſtance de ces cicatrices n'eſt point fibreuſe, mais nous voyons d'ailleurs qu'après que les chairs régénérées ont rempli entierement la cavité de la playe, & qu'elles ſe ſont couvertes d'un nouvel épiderme, elles blanchiſſent, elles ſe reſſerrent, ſe rabattent peu-à-peu, & laiſſent pour toujours à l'endroit de la playe un enfoncement proportionné à la déperdition de la ſubſtance muſculeuſe.

3°. Les autres parties, comme la peau, la ſurpeau, les graiſſes, les parties membraneuſes, le ceveau, les os mêmes paroiſſent recroître, ou fournir du moins une ſubſtance particuliere qui répare celle qui leur a été enlevée.

4°. Toutes ces mêmes parties, ſans en excepter les os, croiſſent alors ſous la forme d'une chair bien fournie de ſang ; mais quand cette nouvelle ſubſtance vient à ſe raffermir, elle ſemble changer de nature, elle devient blanche, uniforme, plus ou moins ſolide, ſelon les parties qu'elle répare, & elle paroît en quelque ſorte informe, ſi nous la comparons avec la ſubſtance des parties qui l'ont fournie.

5°. Les chairs qui naiſſent pour former la ſubſtance des cicatrices doivent, pour avoir les qualités qui conviennent, être fermes, grainées, & peu faciles à faire ſaigner ; elles ſont défectueuſes au contraire, lorſqu'elles ſont liſſes, molles, ſpongieuſes & ſanguinolentes.

6°. La régénération ne commence à ſe faire qu'après que le ſang qui s'écoule des chairs de la playe eſt arrêté, que l'inflammation qui ſurvient ordinairement aux playes eſt appaiſée, & que la ſuppuration eſt établie.

7°. Les chairs qui ſe régénérent ne

ſont bien conditionnées que lorſque la ſuppuration fournit une matiere qui a une bonne conſiſtence, & les autres qualités requiſes.

8°. Cette humeur que fournit la ſuppuration, ne peut, quelque louable qu'elle ſoit, être la matiere propre de ces chairs qui régénérent; car cette matiere, c'eſt-à-dire, le ſuc nourricier, doit être, comme la ſubſtance de nos parties, privée de ſels; or le pus n'en eſt point dépouillé; on en eſt très-convaincu par la putréfaction dont il eſt fort ſuſceptible.

9°. On apperçoit avec le microſcope, quand la ſuppuration eſt parfaitement établie, de petites élévations ſur la ſurface des chairs, qui reſſemblent à de petites cornes de limaçon (a).

10°. Il eſt évident que la circulation a lieu dans les chairs qui ſe reproduiſent; leur couleur vermeille & leur fermeté, lorſqu'elles ſont bien conditionnées, ne convient pas à des chairs où le ſang croupit; ainſi ces chairs nouvelles doivent être formées de vaiſſeaux qui portent & d'autres

(a) Boerhaave, Comment. ſur les Aphor.

qui rapportent le ſang, & il doit y avoir entre ces deux genres de vaiſſeaux une continuité qui procure de l'un à l'autre une communication libre.

11°. La matiere de toute ſuppuration louable ne peut être fournie que par des chairs bien ſaines & bien vivantes, c'eſt-à-dire, par des chairs animées d'une action organique; cette vérité eſt appuyée d'un ſi grand nombre de faits, qu'il n'eſt pas permis de la révoquer en doute; & il eſt très-important de ne la pas perdre de vûe, parce qu'elle nous apprend que les chairs qui ſe reproduiſent doivent être formées de tuyaux organiſés, c'eſt-à-dire, de tuyaux qui exigent une compoſition de parties, & une odonnance dans leur contexture, qui excluent du méchaniſme de la production de ces petites machines mouvantes, toutes idées de maçonnerie.

12°. Ces petits vaiſſeaux organiſés, quoiqu'imperceptibles, ſont formés d'autres vaiſſeaux: car ils doivent avoir des fibres muſculeuſes ou d'autres petits tuyaux équivalens, qui leur ſervent de muſcles, pour être, comme partout ailleurs, la cause instrumentale de leurs mouvemens, c'est-à-dire, des dilatations & contractions momentanées & successives, dans lesquelles consiste l'action organique ou la vie de ces vaisseaux. Ces muscles ou ces fibres motrices, quelles qu'elles soient, doivent du moins être fournies de filets nerveux, par lesquels l'esprit vital, ce principe unique de tous nos mouvemens, puisse leur donner de l'action : Sans cette action, nos vaisseaux, surtout nos vaisseaux artériels, ne peuvent, comme nous le prouverons dans la suite (*a*), servir à la circulation; le sang qu'ils contiennent s'y arrête, s'y fixe & les bouche entierement. La petitesse extrême des vaisseaux qui arrosent les chairs qui se reproduisent, ne s'opposent point à cette composition. Les plus petits animaux qui, comme nous, sont formés de parties organiques, renferment certainement dans un étendue imperceptible une multitude inconcevable de parties : on en peut juger par la composition immense qu'on peut même remar-

(*a*) Traité de la Gangr. second. Part. Causes de la Gangr. séche.

quer

quer chez nous dans les plus petites parties. Ruysch qui, à l'aide du microscope, y a observé des millions de vaisseaux sous le volume d'un grain de senevé, a laissé appercevoir que dans le fœtus cette prodigieuse quantité de vaisseaux se trouve sous un volume encore plus petit. Ainsi que doit-on penser de la place que doit occuper dans un ciron cette même multitude de petits vaisseaux. Nous ne pouvons donc point nous fonder sur la petitesse de nos parties, pour assigner des bornes à leur composition : La raison veut, à la vérité, en admettre, mais elle nous apprend en même-tems que les sens ne peuvent en approcher, & que l'imagination même n'y peut atteindre.

13°. Cette multitude de vaisseaux qui de plus petits en plus petits, & comme par gradation, entrent dans la composition des parties organiques, nous prouve d'ailleurs qu'il y a dans les corps animés d'autres vaisseaux que des vaisseaux sanguins ; qu'il y en a qui sont destinés à porter uniquement des sucs beaucoup plus fins que le sang. Il y a en effet parmi ceux que le microscope nous découvre, une quantité énorme qui sont incomparablement plus déliés que les globules qui forment le sang, & que les petits globules qui composent immédiatement ces globules du sang. Mais ne nous y trompons pas en croyant les connoître par la couleur sous laquelle ils paroissent à nos yeux; il ne suffit pas que des petits vaisseaux ne soient point rouges, pour assurer qu'ils ne portent point de sang; car quand cette humeur se trouve en petite quantité dans les vaisseaux, & que le diamettre de ces vaisseaux oblige les globules à défiler seul à seul, il ne nous paroît point rouge, & ne teint point les vaisseaux qui le renferment. Ainsi la couleur blanche des vaisseaux ne nous sert point à distinguer les petits vaisseaux exanguins, des petits vaisseaux sanguins. L'existence de ces petits vaisseaux privés de sang, nous est sûrement démontrée; mais nous ne pouvons les reconnoître au simple aspect, nous osons seulement présumer qu'il s'en trouve beaucoup plus dans les parties blanches ou peu colorées, que dans les parties rouges; que le blanc des yeux, par exemple, en est plus fourni que la chair des muscles : Nous ne pouvons pas assurer non plus que les vaisseaux des parties qui de blanches deviennent rouges, soient des vaisseaux exanguins dégénérés, par une dilatation extraordinaire, en vaisseaux sanguins ; car ces parties blanches peuvent être très-fournies de vaisseaux sanguins entierement privés de rougeur, qui étant eux-mêmes dilatés, peuvent recevoir une quantité de sang suffisante, pour donner à ces parties une couleur rouge très-foncée.

14°. La nutrition ou la réparation des vaisseaux composés, ne peut se faire pour le suc nourricier que dans les plus petits & les plus simples canaux qui entrent dans leur composition. Il est important pour notre sujet d'éclaircir ce dernier article ; car il résulte de-là qu'aucun vaisseau organique ou composé ne peut être nourri par les sucs qu'il contient dans son canal. Pour comprendre cette vérité, il suffit de se representer la parois de ce vaisseau comme une toile formée par un lacis d'autres vaisseaux fort déliés : on s'appercevra d'abord que si le suc nourricier s'appliquoit à la surface interne de cette parois ou de cette toile pour nourrir le vaisseau, il se placeroit, du moins en partie, entre les petits filets ou vaisseaux qui composent cette parois, & réuniroit ou colleroit ces petits vaisseaux ensemble, comme le font les fils d'une toile cirée; Or il n'arrive rien de semblable dans la nutrition, car tous les petits vaisseaux qui en composent de plus grands restent toujours distingués; ils sont seulement assemblés ou étroitement entrelacés, sans se confondre & sans faire absolument corps ensemble. Ainsi le suc nourricier ne doit jamais être dans le cas de s'insinuer entre eux, ni de s'appliquer par conséquent à la surface intérieure de la parois d'un vaisseau composé; la nutrition de ce vaisseau ne peut donc se faire que dans les petits vaisseaux simples qui le composent, c'est-à-dire, dans les vaisseaux qui ne sont point formés de parois composées, & qui au contraire servent à former les premieres trames de nos parties. Cette vérité est susceptible d'autres démonstrations auxquelles nous ne nous arrêterons pas, parce qu'elles sont fort abstrairès, & que celle que nous venons de donner les rend ici inutiles.

On conçoit aussi très-facilement qu'une portion d'un tel vaisseau, coupée & enlevée, ne peut être réparée par le suc nourricier que peut fournir ce vaisseau; car les molécules de ce suc qui s'appliqueroient les unes aux autres, ne formeroient, en allongeant les parois coupées, qu'un massif au lieu d'un tissu composé de vaisseaux. La reproduction de ce tissu ne pourroit avoir lieu que par la réparation de chaque petit vaisseau simple de ce même tissu, & même par la réparation de chacun en particulier: Or cette réparation ne se pourroit faire que par le suc que ces petits vaisseaux pourroient se fournir à eux-mêmes. Mais cette reproduction n'est concevable que pour les tuyaux qui auroient une direction longitudinale, & qui n'auroient qu'un arrangement simple qu'ils pourroient conserver en s'allongeant selon cette direction, car elle est évidemment impossible pour ceux qui ont une situation transversale, pour ceux qui se croisent & s'entrelacent sans cesse, qui divisent & soudivisent, qui fournissent les communications nécessaires pour la circulation dans tout le tissu des parois des plus petits vaisseaux composés, & de ceux qui sont formés de ces petits vaisseaux. Il y a plus à faire ici que nous ne pensions, lorsque nous comparions le méchanisme de la génération à un pur maçonnage. Un simple allongement de tuyau ne suffit pas, il y a une grande partie de ces tuyaux, par exemple, les circulaires, qui sont emportés entierement, & pour lesquels il ne reste plus de guide au suc nourricier. Qu'est-ce qui le dirigera pour en faire de nouveau? Ce n'est pas assez, car il faut de plus que ce méchanisme puisse satisfaire à une structure d'un détail immense: D'où il s'ensuit visiblement qu'il n'y a aucun rapport entre un tel méchanisme & notre comparaison. Tous ces faits nous obligent d'abandonner cette idée grossiere de maçonnerie que l'on a adoptée trop légerement pour expliquer les opérations de la nature dans la régénération des chairs. Nous sommes donc réduits à n'admettre, qu'une simple extension pour toute régénération; car nous ne connoissons pas d'autres voyes que la nature puisse tenir pour réparer les déperditions de substance que fournissent nos parties.

Tout m'assure la possibilité de cette extension, la Phisiologie & la Patologie abondent en faits, qui prouvent que nos parties peuvent s'étendre infiniment au-delà de leurs bornes ordinaires, & qu'en effet dans bien des cas elles se prêtent peu-à-peu & sans aucun effort apparent à des extensions énormes, où cependant elles conservent toujours cette structure organique d'où dépend l'action & la vie qui conservent ces parties.

Tous les faits que nous avons détaillés & qu'il faut concilier, décident souverainement pour cette extension, qui de son côté satisfait pleinement à tous les phénoménes que nous avons à concilier; car aussi-tôt que je me rappelle qu'on ne trouve point de fibres charnues dans les nouvelles chairs qui remplissent la cavité des playes, qu'on n'y voit ni nerfs ni vaisseaux remarquables, que cette nouvelle substance, de quelque partie qu'elle vienne, naît sous la forme d'une chair très-vive, qu'ensuite cette forme disparoît tellement, qu'on ne voit plus qu'une ſubſtance ferme, blanche, d'une texture qui ſemble uniforme, ou plutôt informe, que cette ſubſtance quitte peu-à-peu la forme de chair lorſqu'elle n'eſt plus mouillée par la ſuppuration & qu'elle eſt recouverte d'un nouvel épiderme, que la régénération commence lorſque la ſuppuration eſt établie, que cette ſuppuration ne paroît qu'après que l'hémorrhagie des chairs de la playe eſt arrêtée, que les bonnes qualités du pus dépendent du bon état de la chair qui renaît, & le bon état de cette chair des bonnes qualités du pus, &c. je trouve en effet dans l'extenſion, mais ſeulement dans celle de la ſubſtance de nos parties les plus déliées & les plus délicates où ſe fait la derniere diſtribution du ſang, la cauſe de tous ces phénoménes, c'eſt-à-dire, dans la ſubſtance des parties où aucun nerf, aucun rameau d'artere, ni aucun autre vaiſſeau ſenſible n'entre, & où il y en entre néanmoins beaucoup qui ſont imperceptibles, & parmi leſquels les vaiſſeaux ſanguins peuvent en quelque ſorte ſe faire remarquer par leur dilatation pendant la régénération, & enſuite redevenir imperceptibles comme ils l'étoient auparavant.

Pour comprendre quelle est cette substance où peuvent se trouver ces petits vaisseaux imperceptibles dans leur état naturel, & pour ne rien avancer sans preuve, nous nous en tiendrons uniquement à ce que le microscope nous en apprend, lorsqu'on examine la circulation du sang à travers les vaisseaux artériels les plus déliés de quelque partie mince & fort-transparente d'un animal vivant, (*a*) on apperçoit que ces petits vaisseaux s'anastomosent & communiquent si fréquemment les uns avec les autres, qu'ils ne laissent entre eux que des intervalles, qui souvent ne paroissent presque que comme des points poligones & solides, autour desquels le liquide qu'on voit à travers ces petits filets artériels qui sont fort transparens, semble se promener, à peu près de la même maniere que nous voyons quelquefois l'eau couler entre les pavés des rues. Ces tuyaux dont les parois sont en quelque sorte invisibles, parce qu'elles sont

(*a*) Voyez Cowper, Transf. Philos. 1702. n. 230. art. 2.

diaphanes, forment une espece de réseau, que l'on ne distingue de la substance qui occupe ces mailles, que par la transparence des filets qui le composent; c'est pourquoi les petits intervalles membraneux qui se trouvent entre ces filets, & qui sont moins transparens, paroissent comme des points solides, isolés ou détachés les uns des autres; quoiqu'ils ne forment avec ce réseau qu'un même continu, & qu'ils ne soient eux-mêmes, sans doute qu'un tissu de vaisseaux beaucoup plus petits & beaucoup plus entassés que ceux qui forment le réseau, & peut-être aussi que ce tissu vasculaire & membraneux renferme un amas de petites vésicules; car c'est ainsi que paroît être formé le tissu qui remplit les mailles du réseau que composent d'une maniere fort-sensible les vaisseaux des feuilles des arbres. Ce réseau, que l'on peut comparer à celui que forment dans les animaux, les capillaires dont on vient de parler, a pareillement ses filets ou vaisseaux transparens, & les intervalles qu'ils laissent entre eux sont presque opaques, lorsque les feuilles sont vertes & remplies de sucs, au lieu que quand elles font féches, ce font les filets du réfeau qui font opaques, & les intervalles qui font tranfparens; mais j'ai remarqué que le tems le plus favorable, pour examiner dans ce dernier cas avec le microfcope, la fubftance véficulaire qui remplit ces intervalles, eft lorfque ces feuilles commencent à jaunir & à fe deffécher.

C'eft par ces réfeaux que les fucs font diftribués de maniere qu'ils femblent fe promener comme à leur gré autour des petits points plus denfes qui occupent les mailles, & ce font les communications extrêmement multipliées des petits filets de ces réfeaux qui font la fûreté de la circulation dans les dernieres ramifications des capillaires artériels.

Ces petits vaiffeaux tranfparens que le microfcope nous découvre en forme de réfeau, nous paroiffent être véritablement le dernier terme de la diftribution de la partie rouge des humeurs dans le tiffu des parties, non-feulement parce que ces petits vaiffeaux font fi déliés, que les globules du fang ne peuvent y paffer que feuls à feuls (*a*), mais encore parce

(*a*) Leuwenhoeck, Tranf. Philof. 1699.

qu'après que les rameaux artériels les ont versés dans ces réseaux, ils sont repris par d'autres petits rameaux qui sont reconnus pour les premiers capillaires veineux; ces petits rameaux vont se réunir à de petits canaux un peu plus remarquables, & ceux-ci à d'autres qui sont encore plus considérables, on voit que la liqueur qui les remplit, prend une couleur rouge de plus en plus foncée à mesure qu'elle passe d'un tuyau fort-délié dans un moins petit, & de-là dans un plus gros. Enfin cette liqueur paroît après s'être avancée jusques dans les troncs les plus sensibles, sous une couleur rouge très-foncée & un peu bleuâtre ou violette, qui distingue ces vaisseaux d'avec les arteres, & les fait reconnoître bien sensiblement pour des veines; car le sang artériel qui est d'un rouge plus clair & plus vif, perd sa couleur de plus en plus, à mesure que les capillaires qui le conduisent se divisent & approchent du réseau. Le passage du sang versé par les capillaires artériels dans ces lacis, où les globules ne peuvent défiler que seul à seul, & d'où il est repris immédiatement par des veines, prouvent manifestement que ces réseaux sont le dernier terme de la circulation du sang, ou de la partie rouge qui est la plus grossiere de la masse de nos humeurs. Les autres sucs plus déliés ont ensuite leurs vaisseaux & leur circulation particuliere qui porte à d'autres canaux des sucs encore plus fins Par ces différens ordres ou ces différens étages de circulation & de vaisseaux, les différens sucs sont distribués dans divers tissus folliculaires ou vésiculaires dispersés dans la substance de nos parties.

Les portions de ces réseaux sanguins, qui paroissent spacieuses, lorsque nous les examinons avec le microscope, ne doivent être regardées que comme des points que nos yeux dénués de ce secours ne peuvent appercevoir: Car lorsque nous faisons attention qu'avec le microscope on voit facilement & en grand, la circulation du sang dans les vaisseaux de la jambe d'une araignée (*a*), on peut juger de-là que les derniers détails de cette circulation doivent être considérables jusques dans les plus petites

(*a*) Acta Erudit. Lipf. 1709. p. 161.

parties de cette jambe & entierement inacceſſibles à nos yeux.

La tiſſure des réſeaux que nous avons décrits doit donc être fort ſerrée, & les capillaires qui les arroſent doivent donc auſſi être fort-près les uns des autres; auſſi n'eſt-il pas poſſible de faire la moindre piqûure, même dans les parties qui paroiſſent peu fournies de vaiſſeaux ſanguins, qu'il n'en ſorte du ſang: d'où il s'enſuit évidemment, que ſi ces petits vaiſſeaux imperceptibles peuvent ſe dilater & recevoir aſſez de globules de ſang pour en être colorés, les parties les plus blanches peuvent devenir fort rouges; mais en prenant cette couleur, elles doivent augmenter conſidérablement le volume; car le ſang ne peut acquérir dans ces vaiſſeaux la moindre rougeur, que ces globules ne puiſſent y paſſer enſemble. Ainſi pour peu que ces parties deviennent rouges, il faut que le volume de leurs vaiſſeaux augmentent au moins du double & du triple, & que le tiſſu des parties que ces vaiſſeaux compoſent augmente auſſi à proportion.

Il eſt certain que les parties blanches ne peuvent d'abord devenir rouges que par la dilatation des petits vaiſſeaux ſanguins imperceptibles dont elles ſont fournies, car il n'eſt pas à préſumer, que préférablement à ces vaiſſeaux une telle dilatation ſe puiſſe faire dans les autres vaiſſeaux blancs qui ſont incomparablement plus petits : Ainſi la rougeur que les parties blanches acquierent, ſuppoſe toujours la dilatation des petits vaiſſeaux ſanguins inſenſibles tant des plus petits rameaux capillaires, que des réſeaux qui en dépendent, & la dilatation de ces petits vaiſſeaux ſuppoſe toujours auſſi l'augmentation du volume des parties où ſe fait cette dilatation.

Si la cauſe d'une telle dilatation eſt commune à toute la ſubſtance renfermée dans les mailles des vaiſſeaux ſanguins, tout le tiſſu folliculaire & vaſculaire dont elle peut être compoſée doit s'étendre auſſi, & recevoir dans ces tuyaux & dans ces véſicules dilatés, une plus grande quantité de ſucs; & ſi la dilatation devient exceſſive, les tuyaux & les véſicules pourront admettre du ſang. Ainſi les parties blanches peuvent recevoir ſous la forme de chair une extenſion ſans borne. Auſſi n'y a-t-il que la ſubſtance blanche de nos parties ſolides qui puiſſe être employée à la régénération, puiſque ni fibres charnues, ni vaiſſeaux ſanguins remarquables, n'entrent dans la ſtructure des chairs qui paroiſſent ſe régénérer ; d'où il eſt évident qu'il n'y a que cette ſubſtance blanche, je veux dire, celle où ſe fait la derniere diſtribution de la circulation du ſang qui puiſſe fournir les nouvelles chairs qui réparent celles qui ont été enlevées. C'eſt pour cette raiſon, que quand la régénération eſt achevée, que la playe eſt refermée, & que la ſubſtance des parties qui ont ſervi à remplir par leur extenſion la cavité de la playe, ſe reſſerre & ſe remet dans ſon état naturel, ces prétendues chairs régénérées perdent, pour ainſi-dire, leur forme de chair, ſurtout de chair ſanguine, & reprennent dans les parties molles les caracteres des parties blanches qui les ont fournies, ſurtout les petites pellicules ou les petites membranes qui forment les véſicules du tiſſu des graiſſes.

L'extenſion des parties qui ſervent à la régénération, se fait de deux manieres, sçavoir, par la simple dilatation des vaisseaux sans addition de substance solide, & par l'accroissement des vaisseaux avec addition de substance solide.

Ce dernier genre de régénération ne se remarque clairement que dans les parties dures, c'est-à-dire, dans les reproductions osseuses, calleuses.

Les reproductions calleuses ne s'operent que par une simple végétation, sans le concours immédiat d'aucune action organique, & les parties qui se reproduisent de cette maniere ne jouissent que d'une vie végétative, & nullement d'une vie animale. Je veux dire, qu'elles sont privées d'une vie pareille à celle qui anime les parties organiques des corps des animaux, & qui dépend d'un principe vital, par lequel ces mêmes parties sont continuellement & partout en action.

Dans les reproductions calleuses, tout s'exécute par le seul mouvement des liquides dans des tuyaux purement passifs. Cette végétation est fort remarquable dans les verrues, dans les cors & dans les autres callosités qui renaissent chaque fois qu'elles sont coupées. On ne peut pas douter que ces reproductions ne se fassent avec addition de substance solide ; car il est visible que si on pesoit après les avoir fait sécher, toutes les portions qu'on peut retrancher à diverses reprises d'une partie calleuse, leur poids surpasseroit de beaucoup celui de toute la substance solide de cette partie qu'on enleveroit entierement en une seule fois.

On ne peut pas douter non plus que cette addition de substance solide ne se fasse dans les cavités mêmes des tuyaux, & non à leur extrêmité : Car on n'ignore pas, comme nous l'avons déjà dit, que la surface des parties calleuses coupées se desseche aussitôt qu'elles sont coupées, & ne laisse aux sucs aucun passage pour allonger les tuyaux de ces parties extérieurement. Ces tuyaux doivent, au contraire, opposer aux sucs une plus grande résistance vers l'extrêmité où ils sont desséchés & durcis, que vers leur racine où ils sont plus tendres & plus souples. Ainsi le liquide que la circulation lance avec ondulation dans ces tuyaux, doit pousser cette extrêmité, & forcer ces mêmes tuyaux de s'étendre ou de s'allonger dans la partie où ils résistent le moins, sans que leur parois en deviennent cependant ni plus foibles ni plus minces, parce que la substance solide de ces parties calleuses augmente à proportion de leur accroissement.

Les parties osseuses qui ont souffert quelque déperdition de substance se reproduisent par le moyen des deux genres d'extension dont nous venons de parler; tous les vaisseaux flexibles, sanguins ou exanguins qui se trouvent dans le corps de l'os, soit dans les membranes qui tapissent les cellules osseuses & les cavités où la moëlle est renfermée, soit dans le tissu vésiculaire qui contient le suc médullaire, soit les petits vaisseaux sanguins qui se trouvent dans le tissu même de l'os, soit les vaisseaux du tissu du périoste extérieur; tous ces vaisseaux, dis-je, & tous ceux dont leur tissu est formé, se dilatent par gradation; toute la surface de l'os se couvre de chair à l'endroit où il se reproduit, parce que tous ces vaisseaux dilatés, poussés au dehors & devenus sanguins, forment une substance carniforme, qui ensuite devient osseuse, parce que les petits vaisseaux qui portent le suc osseux, & qui sont distribués avec les autres vaisseaux dans cette substance, y déposent leur suc qui augmente la partie solide de cette même substance, & qui produit par-là, une régénération ossiforme; mais tous les vaisseaux dilatés se resserrent dans la suite, la substance régénérée diminue beaucoup de volume, & devient plus dure; ainsi cette régénération se fait par dilatation & par addition, & c'est lorsqu'elle est parvenue à son terme d'accroissement, & qu'elle est recouverte, que tous les vaisseaux se resserrent, & que toute la nouvelle substance se réduit à l'addition de la partie solide fournie par le suc osseux qui a été conduit, & qui s'est fixé dans cette substance.

L'espece de régénération qui s'opere par la simple dilatation des vaisseaux sans addition, ou du moins sans addition remarquable de substance solide, se manifeste assez dans la plûpart des cicatrices formées par la réproduction des parties molles, surtout aux playes de tête où les os du crâne ont souffert une si grande déperdition, qu'ils ne peuvent pas entierement la réparer, & que la réproduction des chairs y supplée. Ces chairs recroissent ordinairement en si grande quantité, qu'elles s'élévent au-dessus des bords de la playe, & qu'on est obligé de les réprimer; mais quand elles sont recouvertes d'un nouvel épiderme, & que leur substance se raffermit, elles diminuent tellement, que ces chairs qui avoient un doigt ou deux d'épaisseur ne forment plus à la fin qu'une lame qui est souvent fort-mince. Une telle diminution prouve évidemment que ces chairs si abondantes dans le fort de la régénération n'étoient que le produit d'une simple dilatation de vaisseaux, qui ensuite ont repris à peu près leur volume ordinaire. Cette espece de reproduction paroît être toujours celle des parties molles, c'est-à-dire, celle qui est connue sous le nom de régénération des chairs ou d'incarnation : & c'est principalement cette régénération que nous avons ici en vue.

Deux choses contribuent à remplir les playes avec perte de substance qui arrivent aux parties molles, sçavoir le rapprochement des chairs voisines & l'incarnation.

Les chairs des bords de la cavité de la playe qui ne se trouvent plus appuyées du côté qu'elles ont été coupées, ne peuvent résister à l'effort des sucs qui y sont continuellement poussés, & qui trouvent leur passage fermé. Ces sucs forcent & étendent les vaisseaux du côté où ces chairs ne sont point appuyées ; par cette extension, les playes diminuent considérablement en peu de tems, surtout si elles ont une figure angulaire, & particulierement une figure longue, parce que dans ces cas les parois de ces playes ne s'entrerésistent point, au lieu que si elles ont une figure circulaire, les chairs ne peuvent se remplir de sucs ni se gonfler, qu'elles ne se pressent réciproquement, surtout vers l'extrêmité des bords de la playe, parce que les parties du contour de ces bords se portent toutes avec une égale force vers un même point, c'est-à-dire, vers un même centre, & s'opposent une résistance réciproque ; ainsi le rapprochement des chairs se fait beaucoup plus difficilement dans les playes qui ont une figure circulaire, que dans les autres, & il faut que l'incarnation y supplée, ce qui rend la cure de ces playes plus longue. C'est pourquoi les Anciens ont mis ces playes au rang de celles qui se guérissent difficilement. Cependant on ne peut pas regarder cette figure comme un obstacle fort considérable, & si on veut éviter le retardement qu'elle peut causer, il suffit de faire à deux endroits opposés de la circonférence deux incisions qui s'étendent un peu dans les chairs, & de tenir ces incisions dilatées jusqu'à ce que les parois de la playe se soient du moins en partie redressées; car alors ils peuvent facilement perdre leur figure circulaire, parce que les chairs obéïssent facilement par les côtés; mais tout le bénéfice qu'on peut en attendre se réduit à une guérison un peu plus prompte, en facilitant seulement le rapprochement des bords de la playe; car d'ailleurs nous ne voyons point que la figure ronde d'une playe puisse plus qu'une autre figure s'opposer à la régénération des chairs.

Cette régénération ne consiste, comme nous l'avons prouvé, que dans la dilatation des vaisseaux & des tiſſus les plus délicats & les plus foibles, c'eſt-à-dire, des vaiſſeaux & des tiſſus les moins capables de réſiſter dans ce cas où ils manquent d'appuis, & où ils ſont amollis & relâchés par les matieres que fournit la ſuppuration, & par les remedes relâchans qu'on employe, de réſiſter, dis-je, à l'impulſion des ſucs que la circulation y conduit.

Le tiſſu cellulaire des graiſſes, dont les parties charnues, les parties membraneuſes, & même le corps des muſcles ſont très-fournis, dont les petites membranes qui le forment ne manquent pas de petits réſeaux ſanguins, & dont la contexture eſt très-extenſible, poſſede éminemment toutes les conditions qui peuvent le rendre propre à être employé à la régénération des chairs. Outre la facilité qu'il a de s'étendre, la dilatation des vaiſſeaux qui forment les réſeaux dont les petites membranes ſont fournies, & l'extenſion du tiſſu compris dans les mailles de ces réſeaux le rendent capable de tout l'accroiſſement néceſſaire pour incarner les plus grandes playes. Cette même dilatation des vaiſſeaux qui produiſent ces réſeaux, & celle du du tiſſu compris entre ces vaiſſeaux, peut donner aux petites membranes qui forment les cellules des graiſſes, une épaiſſeur, une denſité, une rougeur qui déguiſent ce tiſſu cellulaire, ſous la forme d'une chair vermeille & ferme.

Les petits filets qui compoſent les réſeaux étant plus délicats, plus faciles à amollir, & à relâcher par le pus qui les humecte continuellement, & les diſpoſe à être forcés par le ſang qui y coule, les capillaires qui fourniſſent ces réſeaux, les portions de ces mêmes réſeaux placées entre les rameaux de ces capillaires, peuvent vraiſemblablement s'élever aſſez pour former ces petits monticules qui donnent aux nouvelles chairs une ſurface grainée, de même que nous le remarquons dans les feuilles dont la ſurface eſt fort chagrinée ; car cette ſurface n'eſt grainée que parce qu'elle eſt entrecoupée par les petites ramifications des vaiſſeaux qui parcourent ces feuilles.

Quand la ſuppuration s'établit, les petits vaiſſeaux ſanguins qui ont été coupés ſe ſont refermés. Ainſi les matieres de la ſuppuration ne peuvent s'échapper que par des vaisseaux exanguins, ou par des vésicules qui ont été coupées, & peut-être que ce sont ces vésicules coupées, qui en s'allongeant, & en s'avançant extérieurement, forment ces petites élévations qu'on apperçoit avec le microscope sous la forme de petites cornes de limaçon.

Lorsque la dilatation de petits vaisseaux est portée à un tel dégré, que le sang puisse passer jusques dans les petits vaisseaux exanguins, & dans les tissus qui sont uniquement destinés pour des sucs plus fins que le sang, les chairs régénérées seront défectueuses, parce que ces vaisseaux chargés de sucs qui leur sont disproportionnés, n'ont pas une action organique suffisante pour entretenir, comme il convient, le mouvement de ces mêmes sucs, ni assez de ressort pour n'en être pas surchagés: Ainsi ces chairs ne peuvent avoir ni la fermeté, ni l'élasticité des chairs saines, elles doivent être très-abondantes & très-faciles à faire saigner, & la suppuration doit fournir des matieres sanguinolentes. Les petits capillaires sanguins, qui par leurs ramifications entrecoupoient la surface de ces chairs, & la rendoient grainée, se relâchent ou se trouvent tellement couverts par ces chairs molles, que tous les petits grains de cette surface disparoissent, & ces mêmes chairs trop molles, trop relâchées & trop remplies de sucs, deviennent lisses & polies.

Lorsqu'au contraire la dilatation ne va pas jusqu'à confondre les fonctions des vaisseaux, & que chacun d'eux ne porte que le genre de sucs auquel il est destiné, il peut par son ressort & son action organique suffire encore, malgré cette dilatation, pour résister autant qu'il faut à ces sucs, & pour entretenir leur circulation. Ainsi les chairs qui recroissent seront alors bien vives & bien conditionnées.

Ministere de la nature & du Chirurgien dans la régénération des chairs.

On voit assez par cet explication que le pus est la cause instrumentale de l'incarnation, c'est lui, qui en humectant continuellement les chairs qui doivent recroître, prévient non-seulement leur desséchement, mais de plus il les amollit & les relâche, il facilite par-là cette dilatation qui s'opere par l'impulsion des sucs, & qui procure les nouvelles chairs. Ainsi la nature se fournit à elle-même tous les moyens nécessaires pour operer cette régénération. Mais comme le bon ou le mauvais succès de son travail dépend des circonstances extérieures qui peuvent y influer, & de l'état des chairs qu'elle étend, & de leur action organique par laquelle elle agit, elle a presque toujours besoin du secours de l'art, soit pour lui rendre ces circonstances favorables, soit pour remédier aux mauvaises dispositions des chairs. Sans l'art, les playes extérieures qui s'incarnent seroient exposées à l'attouchement de l'air qui raffermiroit trop les nouvelles chairs & supprimeroit la suppuration, ou bien il dessecheroit le pus qu'elles continueroient de fournir, & en formeroit des croutes qui retiendroient & feroient croupir sur les chairs celui qu'elles fourniroient de nouveau, & s'opposeroit par-là à la régénération, ou enfin s'il trouvoit au fond de la playe le pus accumulé en si grande quantité, qu'il ne pût le dessécher & le réduire en croutes, il en accélereroit beaucoup la pourriture, & le rendroit fort-nuisible. Le Chirurgien, en couvrant artistement ces chairs, supplée aux tégumens naturels qui leur ont été enlevés, & les met parfaitement à l'abri, de toutes ces mauvaises impressions de l'air. Si les chairs qui renaissent sont trop fermes, qu'elles se dilatent difficilement, & recroissent trop lentement, ou si elles sont trop molles, trop relâchées, trop peu actives, trop abreuvées de matieres purulentes, si le pus qui doit servir à entretenir la mollesse des chairs, & faciliter comme il convient leur extension ou leur accroissement, est exposé à se dépraver & à se corrompre pendant le séjour qu'il fait dans la playe entre les pansemens, l'art dissipe ou prévient tous ces accidens par le secours des remedes que nous appellons sarcotiques ou incarnatifs, & par d'autres moyens qu'il prescrit, & dont nous parlerons dans la suite.

DES SARCOTIQUES.

Les sarcotiques sont des remedes balsamiques onctueux & stimulans, qui par leur vertu balsamique, préservent le pus d'altération, qui par leur onctuosité, contribuent avec le pus à amollir les chairs, & à hâter leur accroissement, qui par leur activité raniment l'action organique des chairs un peu affoiblie & ralentie par le relâchement que souffrent ces chairs en recroissant. Mais l'usage des différentes qualités de ces remedes doit être dirigé par un Chirurgien intelligent, selon les différents états des chairs. Ainsi nous sommes obligés de ranger les sarcotiques sous différentes classes, selon les qualités dominantes qu'on doit opposer à chacun de ces différens états défectueux des chairs. Dans cette vûe, on peut les réduire à trois genres. Le premier comprend ceux qui sont les plus balsamiques, le second les plus stimulans, & le troisiéme les plus relâchans; mais il faut faire attention que la qualité qui distingue chaque genre, ne suffit point seule, qu'elle doit toujours être réunie aux autres, sur lesquelles elle doit seulement plus ou moins dominer, selon que le Chirurgien le juge à propos. Ainsi quand les remedes simples qui sont renfermés sous chacun de ces genres ne possedent pas toutes les qualités qui doivent accomplir un médicament sarcotique, il faut les allier avec ceux des

Division des sarcotique.

autres genres ; de maniere néanmoins que la qualité qui doit dominer se trouve toujours dans une proportion convenable.

DES SARCOTIQUES BALSAMIQUES.

Lorsque la régénération se fait naturellement bien, & assez promptement, & que les chairs qui recroissent sont bien vivantes & bien conditionnées, on doit seulement les entretenir dans cet état. Ainsi les sarcotiques ne doivent être ni fort relâchans, ni fort actifs. Mais dans ce cas là même, où il semble que la nature seule peut suffire, on ne doit pas moint s'attacher à préserver le pus des atteintes de la pourriture, & on doit être d'autant plus attentif à la conservation de cette humeur, que rien n'oblige à panser fréquemment. Or, plus on peut s'opposer à sa dépravation, plus aussi on peut éloigner les pansemens, & en pareil cas, leur éloignement est toujours avantageux. Les sarcotiques doivent donc alors être antiputrides, c'est-à-dire, fort balsamiques, tels sont les baumes naturels : comme le *baume du Perou*, *de Judée*, *de Copahu*, *de Tolu*, *la térébenthine*, *les résines*, *la poix*, *la myrrhe*, *l'aloes*, *le benjoin*, *l'oliban*, *la resine de Meleze*, *le labdanum*, *le sandarax*, *le stirax*, *la gomme de Caragne*, *la gomme Elemi*, *la gomme de cedre*, *&c.* Toutes ces matieres balsamiques & résineuses possedent, outre leur qualité antiputride, une activité ou une vertu stimulante qui peut suffire dans le cas dont on vient de parler. Mais elles ne sont pas assez onctueuses. Ainsi on doit y suppléer en les dissolvant avec quelques substances grasses ou huileuses, ou avec le jaune d'œufs: Mais la dose de ces substances doit être ménagée, pour ne pas faire, au lieu des sarcotiques, des digestifs dans un cas où la suppuration est parfaitement établie, où les chairs sont suffisamment amollies & relâchées, & où il suffit de les entretenir dans le relâchement où elles sont.

Dans les Livres qui traitent de la matiere médicale, on trouve toujours les vertus que l'expérience a découvert dans les remedes, exposées d'une maniere vague. Les Auteurs de ces Traités ont bientôt dit qu'un tel remede est résolutif, suppuratif, mondificatif, ſarcotique, &c. mais la dif ficulté eſt de limiter ces vertus; ca ſûrement il n'eſt pas réſolutif pou tous les cas où il faut réſoudre, ni ſuppuratif pour tous ceux où il faut provoquer la ſuppuration, ni incarnatif, toutes les fois qu'il faut procurer la régénération des chairs. D'ailleurs, un genre de remedes, qui quelquefois s'oppoſeroit à la réſolution, étant appliqué ſeul, peut au contraire y contribuer très-efficacement, ſ on le joint avec intelligence à d'autre genres de remedes. D'autres fois, ce mêmes remedes avec leſquels on l mêleroit, pourroient le rendre ſuppu ratif, au lieu qu'employé ſeul, il peu être ſûrement réſolutif; ainſi cett énumération des vertus des remede que donnent les Livres de Pharma cie, nous inſtruit fort peu, il faut qu les Praticiens découvrent eux-même dans la nature de chaque remedes les rapports qu'il peut avoir avec le indications particulieres qu'il a à rem plir.

On compoſe divers onguens ave des ſubſtances graſſes & les ſarcoti ques balſamiques dont nous avon déja parlé, tels ſont l'*onguent de gom-*

me elemi, l'onguent de ſouphre, l'onguent doré, l'onguent de ſtirax, l'onguent de térebenthine, le baume Policreſte, le baume d'Arceus, de Leucatel, de Soliman, de Guidon, de Heurnius, le baume vulneraire, le baume vulgaire, le baume de Jacomo-de-Pento, le baume magiſtral de Bateus, le baume Italique, le baume de mille-feuilles, le cerat diapenthe, le cerat vulgaire, le cerat diaſulphuris, de charpie, l'emplâtre citrin, l'emplâtre nervin, l'emplâtre divin, &c. Les emplâtres & les cerats doivent être réduits en conſiſtence d'onguent pour être introduits commodément avec la charpie dans la playe. Mais les loix que preſcrit la Pharmacie pour donner à ces compoſitions, par le moyen des huiles & des ſubſtances graſſes, une conſiſtence convenable, ne s'accordent pas toujours avec les indications que nous avons à remplir, on peut remédier à cet inconvénient, en ſe ſervant d'huiles ou de graiſſes chargées de ſubſtances balſamiques, comme l'*huile de millepertuis, de baume & d'autres* qu'on peut compoſer de même, ou avec des ſubſtances aſtringentes, comme l'*huile roſat, l'huile de maſ-*

tic, de coin, de myrrhe, de myrtille, de lentisque, le miel rosat, les syrops de roses rouges, de myrthe, de pervenche, de plantain, &c. On peut d'ailleurs corriger facilement ces oguens, quand on les croit trop gras ou trop onctueux, en y ajoutant quelque peu de camphre, d'eau vulnéraire, d'élixir de propriété, d'huile de térébenthine, ou d'autres huiles de même genre; ou bien de quelques baumes artificiels liquides, comme *le baume du Chevalier de Saint Victor ou du Commandeur de Perne, de Fioraventi, de Fuller, de Houlier, le baume paralitique, le baumé de souphre.* Ces huiles éthérées & ces compositions balsamiques spiritueuses, conviennent surtout dans les playes de parties nerveuses, ils sont trop vifs dans les playes des chairs; mais ils sont excellens pour corriger la trop grande onctuosité des autres compositions qui les rendroit trop relâchantes. Ainsi d'un onguent digestif, on peut par leur moyen le rendre sarcotique balsamique; par exemple, on peut, si les chairs sont fort relâchées & molles, ou si leur action organique est languissante, donner cette qualité au digestif ordinaire qui ſe fait avec la térébenthine & le jaune d'œuf, en ne mettant du jaune d'œuf qu'autant qu'il eſt néceſſaire pour bien diſſoudre la térébenthine, & en ajoutant la teinture de myrrhe & d'aloës, ou un peu d'huile de térébenthine, le camphre, ou quelques autres correctifs ſemblables.

Quand les chairs ſont trop relâchées, on préfere les balſamiques aſtringens, comme *le maſtic*, *le ſang de dragon*, *la ſarcocolle fondue dans l'huile roſat*, *&c.* Les Anciens mêloient auſſi dans leurs compoſitions ſarcotiques les plantes aſtringentes, comme *le plantain*, *la racine de grande conſoude*, *la ſanicle*, *la bugle*, *la millefeuille*, *le bellis*, *la brunelle*, &c. *les onguens de maſtic*, *le baume ſarcotique*, *le cérat des ſantaux*, *le cérat ſtomachique*, *le cérat aſtringent*, *le cérat capital*, *le cérat* ad hernias, *même le bol d'Armenie*, *la terre de Malteh*, *la terre ſigillée*, *la pierre calaminaire & d'autres aſtringens pareils*. Mais ces anciens Maîtres, même les plus célebres, ne déterminent point les cas où ces ſortes de remedes doivent être employés. Trop peu éclairés par la théorie, ils confondent tellement tous les différens genres de sarcotiques, qu'on s'apperçoit assez que l'expérience qui leur a découvert ces remedes, ne leur en a point fait connoître au juste les différents usages. On pourroit même étendre cette remarque sur presque tous les autres genres de topiques: Car si on consulte les differens Ouvrages des Anciens, pour entrer dans quelque détail sur quelques-uns de ces genres de remedes, on n'y trouve que des assemblages monstrueux, qui renferment sous les mêmes genres les remedes les plus opposés, & qui confondent ce que l'experience nous a procuré de plus certain avec ce qu'elle a introduit de plus équivoque & de plus douteux (*a*).

(*a*) Pour mieux faire comprendre jusqu'à quel excès cette confusion regne dans les genres sous lesquels sont rangés ces remedes, nous rapporterons pour exemple la classe même des sarcotiques, dans l'ordre que lui a donné un des grands Maîtres des siecles passés.

MEDICAMENS SARCOTIQUES.

» *Racines* d'Aristoloche, d'Iris, de sani-
» cle, de grande consoude : *Herbes*, bétoi-
» ne, centaurée, consoude : millepertuis,
» pinprenelle, plantain, scabieuse, scor-

Ces diverses sortes de remedes qu'ils prescrivent indistinctement dans une même cure sont, à la vérité, autant de moyens qui peuvent ordinairement mener à la même fin, mais beaucoup plus sûrement & beaucoup plus promptement les uns que les autres: Et entre tant de voyes différentes, nous ne pouvons être dirigés vers celles qu'il faut prendre, que par des indications sûres & exactes qu'il n'est pas toujours possible de saisir sans le

» dium, verveine: *Semences*, de feves, de fenugrec, de lin, d'orge, aloës, bol, terre scellée, colophone, gomme élémie, gomme de pin, labdanum, mastic, myrrhe, sang de dragon, sarcocolle, térébenthine, tragacanthe, cire, miel, mumie, cadmie, céruse; pierre calaminaire, litharge, plomb brulé, pompholix, pierre hématite: *Huiles*, de millepertuis, de laurier, de mastic, de myrrhe: *Onguent*, aureum, basilic fuscum de Wurts, diapompholigos; *Emplâtres*, stiptic de Crollius, de Paracelse, opodeldoch, de bétoine, de Diasulphur, de Rulandus, baume du Perou de Crollius, de Magatus, eau de vie, graisses d'oyes, de renard, d'ours, de bouc, d'homme. *Barbette*.

On voit ensuite par plusieurs recettes que le même Auteur prescrit, qu'il employe ces remedes avec la même confusion qu'il les a rangés dans cette liste.

ſecours d'une théorie recherchée & entierement fondée ſur les faits les plus inſtructifs & les plus convaincans. Cependant ce ſont ces Praticiens qui ont découvert & qui ont entrevû les différentes routes qu'il faut ſuivre. C'eſt dans leurs Ouvrages que ſont renfermées preſque toutes les connoiſſances qui ſont émanées immédiatement de l'experience: C'eſt donc principalement ces ouvrages que nous devons conſulter pour nous en inſtruire, car elles ſe trouvent rarement expoſées avec fidélité dans ceux des Modernes préoccupés des ſyſtêmes qu'on a hazardés dans ces derniers tems (*a*), où l'expérience n'appuye ni la théorie,

(*a*) On voit aſſez que nous ne confondons pas parmi ces Modernes les Obſervateurs, ſurtout les Ecrivains de quelques Nations, comme d'Italie, d'Allemagne & d'autres Provinces du Nord, auſquels nous ſommes redevables d'une prodigieuſe quantité d'obſervations de pratique qui ſont d'une grande reſſource, pour ceux qui veulent s'inſtruire ſolidement, en comparant & en conciliant les faits remarquables que la nature préſente dans tous les différens cas qui peuvent ſervir dans les maladies à diſtinguer, & à limiter tous ces cas, & à conſtater leur cure particuliere. Nous devons auſſi excepter cet-

ni la pratique établies dans ces sistêmes ; elle est au contraire entierement abandonnée, dans ces productions de l'imagination.

Des Sarcotiques Stimulans.

Lorsque la matiere purulente est crue & visqueuse, & que les chairs qui renaissent sont trop peu actives & trop engorgées par les sucs qui doivent y circuler, & par ceux qui doivent suppurer, on doit avoir recours à des remedes un peu stimulans, tels que sont les détersifs dégorgeans dont nous avons parlé sous le titre de mondificatifs, lesquels doi-

te fameuse suite d'extraits des Ouvrages des Sçavans de tous Pays, (*) qui renferme ou qui indique avec beaucoup de discernement ce qu'il y a d'utile dans tout ce qui a été écrit depuis soixante-dix ans sur l'art de guerir, car ces excellens journaux sont d'un très-grand secours dans les recherches que sont obligés de faire ceux qui tâchent de contribuer par leurs travaux au progrès de cet art; mais il faut faire attention qu'il ne s'agit pas ici des opérations chirurgicales ordinaires, ni des connoissances anatomiques & chimiques dans lesquelles les Modernes ont été beaucoup plus loin que les Anciens.

(*) Journeaux de Leypsic.

vent prendre ici un autre nom, parce que dans le cas présent, ils ne servent pas seulement à provoquer l'expulsion des matieres purulentes, mais ils doivent servir encore en excitant l'action organique des chairs, à hâter la circulation du sang & des autres humeurs qui y est trop languissante. Ces deux effets servent alors à remplir l'indication que fournit l'incarnation qu'il faut procurer. Nous employons ici ces déterfifs sous le nom de sarcotiques stimulans, afin de nous conformer à l'usage établi par les Maîtres de l'art, qui veut que l'on donne aux mêmes remedes différens noms, selon les indications qu'ils remplissent dans la cure des maladies.

Quoique ces remedes provoquent l'expulsion du pus, ils n'augmentent pas la source de la suppuration, ils la tarissent au contraire en délivrant seulement les chairs des matieres purulentes qui les engorgent, qui les relâchent, qui les ramollissent, ils dessechent pour ainsi-dire ces chairs ils les raffermissent & leur donnent des dispositions qui s'opposent à la suppuration; c'est pourquoi les Anciens regardoient les déterfifs comme une espece de deſſicatif. Les ſarcotiques ſtimulans les plus recommandés ſont. *la racine d'Ariſtoloche*, *d'Iris*, *le millepertuis*, *la pimprenelle*, *la véronique*, *la verveine*, *l'aigremoine*, *la ſcabieuſe*, *l'abſynthe*, *le ſcordium*, *la nicotiane*, *la centaurée*, *la camomille*, *la bétoine*, *le lierre de terre*, *la pulmonaire*, *l'armoiſe*, *le marrube*, *l'ache*, les ſels eſſentiels de ces plantes, *le ſucre*, *le miel & la manne*. On peut compoſer ſur le champ un ſarcotique ſtimulant avec du miel & du vin mêlés enſemble, ou avec la manne diſſoute en conſiſtence de miel dans une forte décoction faite avec quelqu'unes des plantes que nous venons de nommer, ou bien avec le miel, la manne & le ſucre mêlés dans une ſemblable décoction. Le miel, la manne & le ſucre ſont des ſubſtances ſavoneuſes que leur ſel qui eſt acide, rend fort antiputrides & déterſives ; ainſi elles peuvent former un ſarcotique légérement ſtimulant, & tenir lieu en même-tems de ſubſtances balſamiques pour la conſervation du pus. Les compoſitions officinales ſarcotiques de même genre ſont en grand nombre ; car la plûpart des compoſitions ſtimulantes destinées pour l'usage intérieur pourroient suppléer aux compositions externes, tant à cause des ingrédiens stimulans & détersifs qui y entrent, qu'à cause du miel ou du sucre qu'on y employe pour les conserver, comme le mithridat, la thériaque, l'orviétan, la thériaque Diatessaron, les hieres, & même les électuaires purgatifs qu'on peut envisager ici comme des sarcotiques stimulans fort actifs, & qu'on peut mêler avec les sarcotiques balsamiques dans une quantité plus considerable, selon que l'on a besoin de faire dégorger, ou pour parler le langage de quelques-uns, de purger la playe. Quoique ces sortes de compositions ne servent pas ordinairement pour l'usage extérieur, un Chirurgien intelligent peut les employer avec avantage au défaut des autres compositions externes qui peuvent avoir les même propriétés.

Il y a déjà fort long-tems qu'on a employé le sirop de roses parmi les vulnéraires; mais il y en a d'autres qui sont encore plus convenables, & qui peuvent fort bien être rapportés aux sarcotiques dont il s'agit ici; tels sont les sirops de *nicotiane*, *d'ar-*

moiſe, d'abſinthe, de pyrethre, de lierre de terre, de ſtœcas, de betoine, de fumeterre, de ſcabieuſe, de calament, de veronique, de ſcordium, de houblon, de millepertuis, le rob de veronique, le miel de nicotiane, &c.

Nous ne parlerons pas ici des pilules, des poudres & d'autres compoſitions uſitées intérieurement qui ſont formées des remedes déterſifs, parce qu'elles n'ont pas une forme qui convienne dans le cas préſent ; cependant on peut auſſi y avoir recours, en les mêlans exactement avec les digeſtifs ou les baumes : Les ſirops doivent être auſſi appliqués avec quelques autres ſarcotiques qui corrigent un peu leur conſiſtence colante & tenace qui attache, lorſqu'ils ſe deſſéchent, la charpie au bord extérieur de la playe, ce qui peut cauſer un tiraillement douloureux ; c'eſt auſſi, pour le dire en paſſant, un inconvénient du digeſtif fait avec la térébenthine & le jaune d'œuf; il eſt même plus incommode que dans les ſirops, parce que ce digeſtif étant deſſéché, il ne s'humecte & ne ſe délaye pas ſi facilement que les ſirops en mouillant ſimplement l'appareil ; C'eſt pourquoi plusieurs Praticiens préferent d'autres compositions.

Les sels lixiviels, & les sels essentiels tirés à la maniere de M. de la Garaye, des plantes ameres ou âcres, entr'autres, des plantes purgatives, doivent être admis parmi les sarcotiques stimulans les plus actifs.

Les compositions officinales des sarcotiques stimulans faites exprès pour l'usage extérieur, sont les baumes d'*Espagne*, *de Liebaut*, *de Renodée*, *de mumie*, *de Riviere*, *de marrube blanc*, *le baume admirable*, *les onguens de résine*, *de nicotiane*, *de Nicodême*, *de miel*, *de lierre terrestre*, *le mondificatif d'ache*, *l'onguent brun de Nicolaï*, *de Verdet*, *les cérats de betoine*, *de gomme ammoniaque de Ctisiphon*, *d'Alexandre*, *le cérat policreste*. *Les emplâtres de Guïdon*, *d'André de la Croix*, *de centaurée*, *de nicotiane*, *l'emplâtre* gratia Dei, *l'emplâtre mondificatif*, &c. La forme de cérats, & surtout la forme d'emplâtre, donne, comme nous l'avons déja observé, une consistence trop dure aux compositions sarcotiques, car l'incarnation suppose une cavité qui doit se remplir de nouvelles chairs; ainsi il faut des remedes d'une consistence assez molle, pour en charger facilement la charpie qui doit servir à les introduire dans la cavité où se fait la régénération : Mais on peut donner aux cérats & aux emplâtres que nous avons nommés, une consistence d'onguent, en les amollissant avec des huiles convenables : Les plus stimulans sont les *huiles de sabine par infusion*, *de câpres*, *de tamaris*, *d'absinthe*, *de menthe*, *d'iris*, *de nicotiane*, *de concombre sauvage*, *de piperibus*, *l'huile benedicte*, *&c.*

Les pansemens doivent être plus fréquens, & la diéte plus sévere, lorsque la suppuration abreuve trop les chairs, que lorsqu'elle est modérée, & que les chairs sont louables ; on comprend facilement pourquoi on doit raprocher les pansemens : Car il est visible que si on enleve exactement à chaque pansement les matieres purulentes, les chairs en sont moins humectées, ces matieres séjournant peu, ne s'alterent pas beaucoup, & en sont moins relâchantes, les remedes actifs dont on se sert étant renouvellés plus souvent, sont moins noyés & moins affoiblis par l'abondance du pus, ils excitent davantage l'action trop languissante des chairs; ils y accelerent la circulation; ces chairs se dégorgent & se raffermissent, la suppuration devient plus louable & moins abondante.

Malgré des avantages si manifestes & si importans, plusieurs Praticiens assez notables se sont déclarés sans réserve contre les fréquens pansemens. Peu instruits des véritables effets de l'air dans les playes, nous les voyons toujours préoccupés de l'impression fâcheuse qu'il y produit par un acide qu'il supposent que cet élément lance dans les chairs entamées qui en sont frappées: Mais cet acide & surtout les mauvais effets qu'on lui impute, ne sont fondés que sur quelques soupçons que la Phisique & l'observation ont dissipés. L'air, comme nous l'avons déja remarqué, corrompt les matieres purulentes, ou desseche & incruste les chairs des playes qui sont pendant quelque tems exposées à son action. Le premier de ces effets n'est à craindre que lorsque le pus s'accumule & croupit dans les playes. Il est évident que les pansemens ne peuvent point introduire cet effet, parce que leur principal uſage eſt d'enlever chaque fois le pus qui ſe ramaſſe en trop grande quantité ſur les chairs. Les deux autres effets ne ſont pas plus à redouter : Car le pus étant enlevé, l'air ne peut point former de croutes, il pourroit tout au plus deſſécher les chairs. Cet effet ſeroit-il bien fâcheux, quand les chairs ſont trop molles & trop relâchées, mais aucun de ces effets ne peut avoir lieu, parce qu'il faut alors pour les produire un tems bien plus conſidérable que celui qu'un habile Chirurgien employe à panſer une playe.

Cependant ces Praticiens nous accablent d'obſervations, pour nous perſuader de la bonté de leur méthode : mais ces obſervations qui ont au moins le défaut d'être choiſies en tant que favorables à leur méthode, prouvent tout au plus, qu'on peut guérir beaucoup de playes, même en aſſez peu de tems en panſant fort-rarement, & c'eſt prouver inutilement ce qui eſt fort-connu & fort-avoué de tout Chirurgien éclairé & un peu inſtruit par l'expérience : Mais auſſi ne prétendent-ils pas borner leurs preuves à ce point de pratique que l'on n'ignore

gnore pas, ils tâchent de nous convaincre qu'il faut toujours panser fort-rarement. Ils prétendent le démontrer par une théorie purement hypothétique, & par des observations qui ne sont point comparées avec celles qu'on peut leur opposer. Ces Praticiens n'y parlent pas même des indications qui nous prescrivent une autre méthode que celle qu'ils veulent établir pour tous les cas. Il s'en faut baucoup qu'ils nous ayent fourni une démonstration en regle, pour prouver dans toute son étendue la pratique qu'ils soutiennent avec tant de chaleur.

L'air, outre les effets que nous avons exposés, lesquels lui sont propres, & ordinaires, peut en produire d'autres par son intempérie, par son infection, ou d'autres qualités malfaisantes qui lui sont étrangeres ou accidentelles, & qu'il faut corriger surtout pendant les pansemens, autant qu'il est possible lorsqu'elles sont connues.

Des Sarcotiques relachans.

Lorsque la régénération est trop lente, & que les chairs sont trop compactes, trop fermes, & trop peu humectées par la suppuration, on doit avoir recours aux sarcotiques relâchans, qui ne different des digestifs balsamiques que par l'usage particulier qu'ils ont ici par rapport à l'incarnation. Aussi on doit être fort attentif pendant leur application à l'état des chairs qui oblige d'y avoir recours, de crainte de tomber dans un excès opposé, en procurant un relâchement & une suppuration trop considérable. Il faut diminuer comme par gradation la qualité relâchante de ces remedes, parce que dans l'application de ces digestifs dont l'usage n'est, pour ainsi dire, que passager, on n'a en vûe, que la suppuration qu'on veut procurer ou augmenter au plutôt : Mais lorsqu'elle est suffisamment établie, une autre indication succede, qui a pour objet l'incarnation; cette opération est à la vérité une suite d'écoulement du pus; mais elle exige des remedes, qui quand ils seroient à peu près les mêmes que ceux qui l'ont procurée, doivent être dirigés selon d'autres vûes.

On peut employer dans le cas present le *digestif ordinaire*, en augmentant ou diminuant le jaune d'œuf, (auquel ce remede doit sa qualité relâchante) à proportion que les chairs ont plus ou moins besoin d'être relâchées, & qu'il faut augmenter plus ou moins la suppuration. *L'huile de baume, le baume Samaritain, l'onguent basilicon, l'onguent clymatérique, l'onguent de la Mere de Sainte Thecle, le cérat, le cérat d'œsipe, l'emplâtre des mucilages*, peuvent satisfaire à la même indication, ayant soin de ramollir les compositions qui ont la forme de cérat. On peut aussi se servir des sarcotiques balsamiques alliés avec des graisses comme celles *de porc, d'oyes, d'ours, d'homme*, &c. ou avec des huiles, surtout avec celles qui sont chargées de substances émollientes : Telles sont *l'huile de violette, de lis, de bouillon blanc, de populeum, des mucilages, &c.*

On doit peu se servir de ce genre de sarcotiques dans les playes qui n'ont presque pas besoin d'incarnation, les chairs qu'ils procureroient & qui seroient suffisantes pour remplir d'abord ces playes, ne seroient pas favorables, parce qu'elles seroient trop relâchées & trop molles, pour la réproduction de l'épiderme qui doit se former sur ces chairs. Il faut surtout les éviter dans les amputations qui n'offrent point d'indications pour la régénération, & où il suffit que les chairs qui se sont desséchées ou mastiquées avec le sang qui s'est répandu sur leur surface, soient humectées & nettoyées par la suppuration, & fournissent le peu de séve qui est nécessaire pour la production de la cicatrice. Il me souvient que dans les premiers tems que je commençai à pratiquer la Chirurgie, je fis l'amputation d'une jambe, & qu'après que la suppuration fut établie, je continuai l'usage du digestif ordinaire; les chairs devinrent fort molles & fort gonflées, & il survint une suppuration si abondante, que le malade tomba dans une espece d'épuisement & de foiblesse, qui l'auroit peut-être fait mourir, si je n'eusse pas réprimé au plutôt cette grande suppuration. Je me servis pour cet effet de charpie seche, parce que m'étant apperçu de mon impéritie, je reconus que dans ces playes, il faut dès que la suppuration est établie, avoir immédiatement la cicatrice en vûe, & qu'aussi tôt que cette ſuppuration devient exceſſive, on doit avoir ſur le champ recours à de légers deſſicatifs.

Il y a cependant des cas où la régénération peut fournir des chairs qui reprennent la place des parties amputées ; Fabricius de Hilden (*a*) parle avec admiration d'un ſcrotum qui fut entiérement emporté par la gangrene, & qui ſe reproduiſit, pour ainſi dire, ſi bien, qu'il recouvrit entiérement les teſticules, & qu'il ſe récouvrit auſſi lui-même de poils, ce qui n'a pu arriver que par la dilatation qui a entraîné & diſtribué dans cette nouvelle partie les oignons ou les racines des poils dont les chairs qui ſe ſont étendues étoient fournies avant la régénération.

[*a*] Cent. 5. obſ. 76.

CHAPITRE XVIII.

TROIE'ME INDICATION, qui consiste à prévenir ou à combattre les accidens qui peuvent troubler la suppuration qui accompagne la régénération des chairs.

NOUS ne confondrons point avec ces accidens ceux qui peuvent venir du mauvais fonds ou du mauvais état des chairs, ou d'une humeur vicieuse, ou de quelque autre cause capable d'entretenir une suppuration sanieuse, parce que nous réservons à en parler lorsque nous traiterons de ce genre de suppuration. Les accidens qu'il convient d'examiner presentement peuvent se réduire à quatre chefs ; sçavoir, au croupissement du pus, à la résorbtion du pus, à la suppression de la suppuration, & à la congestion des sucs causée par l'affoiblissement des chairs de la partie qui suppure.

CHAPITRE XIX.

Du Croupissement du pus.

IL n'y a que le croupissement des matieres purulentes rassemblées qu'on doive placer parmi les accidens qui troublent la suppuration. Le pus qui enduit seulement les chairs de la playe, & qui est distribué dans l'appareil, est comme nous l'avons déjà remarqué au sujet du pus causé par inflammation, peu susceptible de dépravation nuisible, même quand il est fort abondant. Il suffit pour prévenir cette dépravation d'y remédier, selon les cas, par les sarcotiques balsamiques un peu astringens, ou un peu dessicatifs, ou un peu spiritueux, ou stimulans, & de ne pas éloigner les pansemens les uns des autres, au lieu que s'il s'accumule & croupit dans le fonds de la playe, il s'y corrompt & devient pernicieux, il se multiplie, il détruit les graisses, & forme des cavernes ou des sinus, il produit des endurcissemens & des callosités, il rentre dans les voyes de la circulation, & suscite divers accidens, il cause des enflures œdémateuses dans certaines parties, surtout dans la partie malade, quelquefois sa malignité y attaque le principe vital, & fait tomber les chairs de la playe en gangrene.

On ne peut remédier à ces désordres qu'en s'opposant à la collection & au croupissement des matieres pendant l'intervalle des pansemens. Ces pansemens peuvent, quand ils sont fréquens, & quand on enleve chaque fois toutes les matieres croupissantes, s'opposer en partie à cette collection; car ces matieres ne peuvent se rassembler & croupir qu'à proportion du tems qui s'écoule entre ces mêmes pansemens; mais toujours s'en ramasse-til assez pendant ce peu de tems, pour entretenir du moins en partie quelques-uns des accidens dont nous venons de parler; c'est pourquoi il faut recourir à d'autres moyens plus efficaces, pour empêcher le pus de s'accumuler & de former un lac au fond de la playe. Il est ordinairement facile d'y réussir: Car souvent une incision peut procurer à ce pus un écoulement suffisant, on peut même quelquefois dilater l'entrée de la playe assez pour pouvoir la garnir exactement de charpie jusques dans l'endroit où il se rassemble. C'est presque toujours faute de recourir à ces moyens, que les blessés se trouvent exposés à de fâcheux accidens.

Si une playe a des sinus, si elle est trop profonde, trop étroite, trop tortueuse pour la pouvoir garnir autant qu'il est nécessaire, ou pour la pouvoir garnir sans comprimer & irriter tout le trajet des chairs par lequel la charpie doit passer, ou pour pouvoir placer sûrement & avantageusement cette charpie jusques dans les réduits caverneux où se forment les collections de la matiere qu'elle doit absorber : plus le Chirurgien entreprendra alors à garnir une pareille playe sans la dilater par des incisions suffisantes, plus son attention & ses efforts seront ordinairement préjudiciables aux blessés, parce qu'il réussira rarement à la garnir, comme il convient, pour tarir les matieres qui séjournent, & que la difficulté avec laquelle il introduira & placera la charpie, occasionnera des callosités

& d'aûtres désordres, qui non-seulement s'opposeront à la guérison de la playe, mais qui la rendront beaucoup plus difficile. Ce sont surtout les mauvais succès d'une pareille conduite qui ont porté quelques Chirurgiens à condamner sans réserve, la pratique de tous ceux qui s'appliquent à garnir exactement les playes. Trop peu attentifs aux avantages de cette méthode, ils ne voyent que les mauvais effets des mains mal-adroites qui la font décrier. La charpie dont on remplit ces playes ne leur paroît avoir d'autre propriété que celle de les dilater; ainsi ils ne regardent cette charpie maniée, même par les Maîtres les plus intelligens, que comme un dilatant. Bornés à cette idée, ils se déclarent contre une pratique qui renferme d'autres vûes, & c'est en attaquant un usage désavantageux qu'elle exclut, qu'ils entreprennent de la proscrire.

Les deux moyens dont nous venons de parler, je veux dire, les incisions qui procurent par des dilatations ou par des contre-ouvertures, l'écoulement des matieres & l'attention de remplir exactement & méthodiquement les cavités des playes de charpie, pour absorber le pus à mesure que la suppuration le fournit ; ces deux moyens, dis-je, sont les plus ordinaires & les plus sûrs que la Chirurgie employe ; mais ils ne sont pas toujours pratiquables, & à leur défaut, cet art fournit encore, ainsi que nous l'avons remarqué, en parlant de l'évacuation du pus des abscès, quelqu'autres ressources : Comme les injections, les bandages expulsifs, &c. dont nous ne parlerons pas ici, parce que nous avons examiné tous ces différens moyens dans l'endroit que nous venons de citer.

On sçait qu'il faut être fort attentif dans la cure des playes aux corps étrangers qui peuvent s'y trouver, car outre que l'irritation qu'ils peuvent causer par leur présence peut attirer divers accidens fâcheux, ils peuvent encore s'opposer à l'évacuation des matieres purulentes, en leur fermant le passage. La plûpart de ces corps étrangers peuvent d'ailleurs s'imbiber de ces matieres, les retenir & les exposer par leur séjour à une dépravation capable de causer dans la suppuration tous les desordres qui

Corps étrangers.

peuvent arriver par le croupissement du pus rassemblé.

CHAPITRE XX.

De la Resorbtion du Pus.

POUR comprendre clairement la différence qu'il y a entre ce que nous appellons ici résorbtion du pus, d'avec la *suppression de la suppuration*, qu'on nomme ordinairement *reflux des matieres*, il faut se ressouvenir que le pus se forme dans les vaisseaux ; & que jusqu'à ce qu'il en soit sorti, il n'y a point de suppuration sensible ; or s'il arrive que la suppuration établie dans une playe, vienne à manquer subitement, soit parce que les vaisseaux ne laissent plus échapper le pus qu'ils forment, ou parce qu'effectivement ils cessent d'en former, ces deux cas doivent être regardés comme des suppressions de suppuration ; car les chairs de la playe cessent entiérement de fournir du pus ; & dans le cas où nous supposons qu'il s'en forme dans les vaisseaux qui composent ces chairs, où la suppuration est arrêtée, ce pus qui ne sort point, & qui est entraîné par le torrent de la circulation, sans avoir été exposé à l'accès de l'air ni à aucun croupissement, est incapable de produire aucun effet sensible qui puisse nous faire remarquer cette suppuration.

Mais lorsque le pus s'est répandu dans la playe, qu'il s'y altere par son séjour & par l'impression de l'air, qu'il est repris par les vaisseaux & emporté par la circulation, & qu'il cause quelque accident qui manifeste son retour dans les vaisseaux, c'est ce retour que nous appellons *résorbtion du pus*. Ainsi on voit que cette résorbtion differe beaucoup de la suppression, car la résorbtion du pus suppose toujours la suppuration, puisque c'est la suppuration qui fournit le pus qui rentre dans les vaisseaux, & cette suppuration peut continuer malgré la résorbtion, au lieu que la suppression de la suppuration exclut la résorbtion, du moins est-il certain qu'elles ne peuvent exister ensemble que dans le premier moment de la suppression de la suppuration, où la résorbtion pourroit rappeller dans les vaisseaux le pus que la suppuration auroit fourni en dernier lieu ; mais ce pus repris, & la suppression continuant, la résorbtion cesse nécessairement.

Le pus, s'il s'en formoit dans les vaisseaux des chairs de la playe, pendant cette suppression, étant entraîné en même-tems par la circulation, ne pourroit pas être regardé comme un pus résorbé ; car ce pus, quoique formé dans les chairs de la playe, & repris par les veines, ne seroit point rentré dans les voyes de la circulation, parce qu'il n'en seroit point sorti. Aussi la formation de ce pus, & ce pus lui-même nous seroient-ils alors entierement inconnus, parce qu'ils ne seroient remarquables par aucun effet sensible. L'humeur purulente emportée par la circulation des sucs qui parcourent les chairs de la playe seroit conduite à des secretoires qui l'évacueroient insensiblement. Elle ne pourroit point contracter de mauvaises qualités, ni produire de mauvais effets ; la résolution des inflammations nous en fournit une preuve bien convaincante : Car si on fait attention à ce qui arrive dans ce genre de terminaiſon, on remarquera que les humeurs employées dans la compoſition du pus qui eſt formé par une inflammation, ſouffrent un changement bien plus conſidérable que celles qui compoſent le pus dans la régénération, & que cependant le pus qui eſt repris par les veines, lorſqu'une inflammation ſe termine par réſolution, ne cauſe dans l'œconomie animale aucun déſordre remarquable, ni même aucun effet ſenſible : Ainſi, par quelle marque ou par quel ſigne pourrions-nous nous appercevoir de la préſence du pus qui ſe formeroit dans les chairs d'une playe, & qui ſeroit enlevé à meſure par le torrent de la circulation ?

Le pus que la réſorbtion ramene dans les voyes de la circulation, n'eſt pas auſſi indifférent, il contracte dans la playe avant que d'être repris, des qualités plus ou moins malfaiſantes, ſelon qu'il s'y trouve plus ou moins expoſé au croupiſſement & à l'accès de l'air. La réſorbtion ne peut donc être confondue avec la ſimple formation du pus, qui pourroit peut-être avoir lieu dans une ſuppreſſion de suppuration. Ainsi il est toujours vrai que quand cette suppression continue, la résorbtion, qui d'abord pourroit se trouver avec elle, cesseroit aussitôt qu'elle auroit épuisé les dernieres matieres que la suppuration auroit fournies.

Comme la résorbtion peut n'être pas totale, & durer avec la suppuration sans qu'on s'en apperçoive par le retranchement des matieres qui rentrent dans les vaisseaux, nous ne pouvons alors la reconnoître que par les accidens qu'elle cause; dont les plus ordinaires sont la fiévre, les colliquations, les sueurs, les cours de ventre, les dépôts, les foiblesses, l'amaigrissement, les enflures oedémateuses aux environs de la playe, & quelquefois même aux parties qui en sont éloignées, surtout aux extrémités.

Cette résorbtion peut être occasionnée & entretenue par certaines causes qui peuvent aussi avec ces accidens nous la manifester; telles sont surtout les cavernes ou sinus qui retiennent dans le croupissement des amas de matieres purulentes. Les chairs spongieuses ou fort relâchées, & inondées par une ſuppuration trop abondante. Paré (*a*) nous fournit un exemple remarquable des déſordres que cauſe la réſorbtion, ſurtout quand les matieres ſéjournent & ſe dépravent conſidérablement dans la playe avant que d'être repriſes. Une playe avec fracture à la cuiſſe proche le genouil, cauſée par un coup d'arme à feu, fut ſuivie d'un engorgement pâteux qui occupoit toute la cuiſſe; il ſe forma pluſieurs ſinus caverneux en différens endroits de cette partie. La mauvaiſe odeur des matieres qui ſéjournoient dans ces ſinus, manifeſtoit aſſez leur dépravation; auſſi leur réſorbtion cauſa-t-elle des ſincopes, de la fiévre, des convulſions, des accès épileptiques, des anxiétés, des ſueurs froides, & on remarquoit fort diſtinctement le pus qui avoit été repris, qui enſuite ſortoit par les urines.

Le pus que la réſorbtion rappelle dans les vaiſſeaux, peut ſe trouver confondu avec d'autres vices capables de le rendre plus malfaiſant, par exemple, avec quelque humeur pervertie que la circulation dépoſeroit

[*a*] Liv. 12. chap. 14.

dans la playe, ou avec des sucs qui se sont arrêtés dans les chairs fort-contuses ou fort affoiblies, &c. & qui après s'y être dépravés par leur séjour, sont entraînés dans la playe par la suppuration. Dans ce cas, la résorbtion doit être plus fâcheuse, & on doit y être fort attentif pour remédier plus sûrement aux accidens qu'elle cause. Cependant nous n'entrerons pas ici dans le détail de ces différens cas, parce qu'ils appartiennent à la suppuration putride, ainsi nous les renvoyons à la seconde partie de ce Traité.

La contusion pouvoit en être ici exceptée, parce qu'on est obligé, pour hâter la suppuration dans les playes précédentes, de procurer le dégorgement des chairs contuses, & par-là on prévient la dépravation des sucs qu'elles retiennent. Aussi n'avons-nous pas manqué, en examinant l'usage des digestifs & des défensifs, de parler des remedes qu'on doit employer pour accélerer la suppuration, & éviter la dépravation des sucs dans les playes contuses, quoique nous devions dans notre Traité sur la Gangrene, nous étendre encore beaucoup sur les grandes contusions qui peuvent être suivies de mortification.

Cure de la Resorbtion.

Nous avons déja examiné en partie les moyens qui peuvent remédier à la résorbtion, lorsque nous avons parlé de ceux qui remedient au croupissement des matieres purulentes dans les cavités des abscès & des playes. Mais cet accident dépend quelquefois de certaines causes qui ne sont pas toujours si remarquables, car on les voit arriver à des playes où le pus a son écoulement fort libre, comme à celles qui sont fort larges & peu profondes, telles que sont les playes d'amputation & d'autres semblables; c'est dans ce cas surtout qu'on ne peut reconnoître la résorbtion que par ses effets; mais il faut examiner très-soigneusement, si les accidens qui paroissent la manifester ne viennent point de quelques autres causes capables de produire ces mêmes accidens, indépendamment d'aucune résorbtion, ou du moins qui puissent y contribuer avec elle. Ces cas ne sont pas toujours faciles à démêler; c'est pourquoi le Chirurgien doit dans le doute se précautionner sagement contre les causes qu'il peut soupçonner. Le cours de ventre & la fiévre, par exemple, qui ſont les accidens les plus ordinaires de la réſorbtion, ſont quelquefois produits par des impuretés qui ſéjournent dans les premieres voyes. Ainſi on doit être en garde contre ce genre de cauſe, ſurtout ſi le malade a été bleſſé peu après avoir mangé, & s'il n'a pas été purgé depuis ſa bleſſure, ou s'il ne s'eſt pas aſſez aſſujetti au régime. Ainſi dans ces cas, le moindre ſoupçon doit ſuffire pour nous déterminer à recourir aux purgatifs qui conviennent dans les diarrhées. Cependant il faut uſer de ces remedes avec circonſpection, ſurtout des purgatifs fort actifs, parce que ſi le cours de ventre ne dépendoit que d'une réſorbtion, la fonte que cauſe alors le pus dans les humeurs rendroit l'effet de ces remedes ſort déſavantageux à cauſe des évacuations exceſſives qu'ils produiroient. Dans ces derniers cas, il faut entiérement tourner ſes vues du côté de la playe. Si les chairs paroiſſent fort abreuvées de matieres purulentes, & que l'odeur & la conſiſtance de ces matieres les rendent ſuſpectes, on aura ſoin à chaque pansement de les enlever exactement ; mais on ne doit pas pour cet effet essuyer les chairs, parce qu'on les irriteroit, & qu'on ne les nettoyeroit que fort imparfaitement. On réussira beaucoup mieux par des lotions abondantes faites avec des liqueurs détersives mêlées avec quelques liqueurs spiritueuses, telles que le vin, l'eau-de-vie, l'eau vulnéraire, les matieres balsamiques distillées, comme un peu d'huile de térébenthine, le baume du Commandeur, le baume de Fioraventi, &c. les Eaux minérales sulphureuses, ou salines, surtout celles qui sont purgatives ; les simples lessives faites de cendre de bois verd, qui contiennent beaucoup de sel fixe, peuvent être ici d'un grand secours ; il ne faut pas que ces lessives soient trop âcres, de crainte qu'elles ne froncent les chairs, au lieu de les déterger ; ces lotions peuvent être administrées en forme de bain ou en forme de douche, selon que les parties blessées le permettent ; si c'est un bras ou une jambe, on peut recourir au bain fort utilement ; une ablution fort abondante faite avec une grosse éponge, & encore mieux avec deux qui se succedent & forment un lavage continuel, peut être aussi avantageuse que le bain, & est ordinairement plus commode.

Quand on ne peut pas déplacer les parties blessées, ni les changer de situation, comme dans les fractures compliquées, dans les grandes playes au tronc qui contraignent fort les mouvemens du blessé, on ne peut pas pratiquer ces grandes ablutions qui inonderoient le lit du malade, quelque précaution que l'on prît; il faut alors recourir à de petites douches, qui suppléent par la force & l'activité qu'elles donnent à la liqueur, à un lavage si abondant, parce qu'elles peuvent faire pénétrer la liqueur jusqu'au pus qui peut être caché & croupir dans les porosités & dans les petites rides imperceptibles de la surface des chairs. Il n'y a pas de meilleur moyen que de les faire en forme d'injection avec une seringue percée en arrosoir, on doit faire ces lotions au moins deux fois chaque jour; car on peut concevoir facilement qu'il n'y a point de cas où les pansemens éloignés puissent être plus désavantageux que dans celui-ci

Si les chairs, après qu'elles sont bien nétoyées, paroissent encore fort relâchées & spongieuses, on peut rendre les lotions un peu astringentes pour resserrer les pores qui reprennent les matieres purulentes répandues dans la playe, car il suffit de resserrer ces pores extérieurement, pour empêcher le retour de ces matieres; outre que les astringens peuvent procurer fort promptement cet effet, ils s'opposent puissamment d'ailleurs par leurs sels acerbes ou austeres à la corruption du pus, de laquelle dépendent tous les désordres de la résorbtion: Ainsi ces remedes sont clairement indiqués contre cet accident. Je les ai employés dans des cas fort pressans avec beaucoup de succès à la suite des lotions détersives & antiputrides.

C'est sans doute après avoir quelquefois remarqué aussi les bons effets de ces remedes dans la cure des playes conduites par la voye de la suppuration, que les Anciens les ont mis, quoique sans en déterminer l'usage, au rang des sarcotiques, c'est-à-dire, au rang des remedes qui s'employent pendant le tems de la suppuration & de l'incarnation des playes.

Il faut après chaque lotion, garnir la playe de remedes antiputrides & actifs, pour s'opposer à la dépravation des matieres purulentes dont les chairs peuvent encore rester abreuvées, & pour provoquer le dégorgement de ces chairs. Les balsamiques astringens, ou les dessicatifs joints aux sarcotiques stimulans, satisferont à ces indications : ces remedes doivent être renouvellés souvent pour en tirer tout l'avantage qu'ils peuvent procurer. L'application de la charpie seche renouvellée souvent, suffit quelquefois pour absorber les matieres dont les chairs sont trop abreuvées ; on a recours aussi aux consomptifs, surtout à la pierre infernale, pour détruire les chairs baveuses qui retiennent les matieres purulentes dans le croupissement, & qui en facilitent la résorbtion. Ces consomptifs réussissent surtout lorsque ces chairs baveuses ont peu d'épaisseur, ils peuvent même alors suffire seuls.

Mais quand le relâchement, l'inaction, & par conséquent le croupissement

ment s'étendent profondément, il faut avoir recours aux autres moyens dont nous venons de parler. Il n'est pas nécessaire non-plus que j'avertisse que le mauvais état des chairs qui occasionne la résorbtion, peut dépendre d'une carie ou de quelque autre vice local qui appartient au genre de solution de continuité, connu sous le nom d'ulcere. Je parlerai de ces mauvaises dispositions des chairs qui produisent une suppuration sanieuse, dans la seconde partie de ce Traité. Nous nous bornerons ici à la résorbtion du pus. Mais toujours faut-il faire attention que la principale indication que nous avons ici à remplir, est de rétablir les chairs en bon état, & que si on ne peut pas y réussir, comme il arrive souvent dans les playes anciennes qui dégénerent en ulcere, on est obligé d'emporter ces chairs par l'instrument tranchant, ou par des corrosifs que l'on mêle avec de la graisse ou avec quelque onguent. Les Anciens croyoient que la cure des ulceres consistoit principalement *à déterger & à dessécher*; mais ils n'avoient pas saisi l'indication radicale, qui se tire de l'état des chairs; puisqu'il n'y a que des chairs bien conditionnées & bien vivantes qui puissent produire une suppuration louable ; une suppuration qui convienne pour la régénération des chairs. Ainsi c'est l'état des chairs que nous devons envisager pour obtenir cette suppuration. On peut consulter sur cette matiere les Commentaires de Lambert, Chirurgien de Marseille, on y trouvera des réflexions & des observations très-judicieuses. Lorsque les chairs ulcerées ne sont pas alterées profondément, & que cependant les sucs qui y croupissent & s'y dépravent s'opposent à la guérison, on peut se servir d'esprit de nitre dulcifié, en touchant les chairs avec une petite tente de linge, imbibée de ce remede ; il m'a souvent très-bien réussi, en le répétant plusieurs jours de suite ; il réprime les mauvaises chairs, & corrige la dépravation des sucs.

SUPPRESSION DE LA SUPPURATION.

La suppression de la suppuration est ordinairement désignée par le nom de *reflux des matieres.* Cet accident qui survient souvent dans un tems où l'état de la playe semble annoncer un heureux succès, & qui a ordinairement des suites fâcheuses, paroît être la cause de tous les désordres dont il n'est au contraire que l'effet. On pense que le pus qui est formé, qui continue, à ce qu'on croit, à se former, cessant de se répandre dans la playe, reflue dans les voyes de la circulation, où il produit ces désordres. Comme la mort suit souvent de près la suppression de la suppuration, on impute à ce reflux, qui peut-être même n'existe pas, des accidens plus fâcheux que ceux que produit la résorbtion. En effet, nous remarquons dans les malades affligés d'ulceres intérieurs qui inondent la masse du sang, non-seulement de pus, mais souvent de matieres sanieuses, & même virulentes, que les accidens qui sont causés par ces matieres résorbées ne sont pas ordinairement si pressans, ni si véhémens à beaucoup près que ceux qu'on impute à un pus exempt de toutes les mauvaises qualités que la dépravation peut donner aux matieres, dont la résorbtion infecte la masse du sang.

Il ne faut pas confondre le reflux des matieres purulentes avec le reflux de matiere sanieuse.

Il faut faire attention que nous ne parlons ici que de la suppression de la suppuration purulente, & du reflux qu'elle peut occasionner, afin de ne pas confondre cette suppression ni ses effets avec la suppression de la suppuration putride, ni avec le reflux que celle-ci peut causer, lequel peut en effet comme nous le remarquerons dans son lieu, causer, de funestes effets. La suppression de la suppuration purulente arrive le plus souvent lorsqu'on est fort avancé dans la cure de la playe, & lorsque la suppuration purulente est bien établie, qu'elle fournit un pus louable, & que les chairs de la playe sont bien conditionnées; avec de si bonnes dispositions, cette suppression se trouve cependant accompagnée d'accidens qui déconcertent le Chirurgien. La fiévre, les frissons irréguliers, un pouls concentré & débile, des sueurs froides, des angoisses, des oppressions, des défaillances, quelquefois des convulsions, des délires, des léthargies, une aridité, une disposition inflammatoire dans les chairs de la playe, ou un défaut d'action marqué par un affaiſsement qui menace de mortification, dissipent en un moment toutes ses espérances.

Il est évident que ce ne peut être que sur des conjectures très-foibles qu'on a attribué ces accidens à la suppression de la suppuration : Car ne pouvoit-on pas également accuser ces mêmes accidens d'être la cause de cette suppression, surtout ceux qu'elle ne précede point. La fiévre, par exemple, qui ordinairement se déclare d'abord, ne peut-elle pas être plutôt la cause que l'effet de cette même suppression ? N'y a-t-il pas d'autres cas, où la suppression de la suppuration nous paroît un accident assez indifférent, & où nous l'attendons sans craindre les suites du prétendu reflux qu'elle cause ? par exemple, elle doit arriver du moins en partie, & pendant quelques jours, dans les playes qui suppurent, où nous sommes obligés de faire des incisions considérables ; car elle est inévitable pendant le tems de la disposition inflammatoire, qui les prémiers jours de ces incisions s'empare des chairs de la playe, & elle n'est en effet alors suivie d'aucun accident remarquable. La suppreſſion inopinée de ſuppuration qui arrive dans les autres cas, ne ſeroit-elle pas elle-même un accident qui a ſa cauſe, & cette cauſe ne peut-elle pas être auſſi la cauſe de tous les accidens qui accompagnent cette même ſuppreſſion ?

Les abſcès intérieurs occaſionnés par les playes, ne ſont pas cauſés par la ſuppreſſion de la ſuppuration.

L'ouverture des cadavres quidevoit diſſiper toutes ces difficultés n'a ſervi qu'à fortifier nos préjugés ; on découvre ordinairement des abſcès dans les parties intérieures, ſurtout dans le foye & dans le meſentere de ceux qui meurent à la ſuite d'une ſuppreſſion de ſuppuration, & on croit voir dans ces abſcès le pus, qui pendant cette ſuppreſſion a manqué de s'écouler dans la playe ; & ſans examiner ſi de pareils abſcès ont pû ſe former auſſi parfaitement en deux ou trois jours, nous croyons que ces mêmes abſcès prouvent évidemment le funeſte reflux que nous avions déja ſoupçonné.

Lorſque la prévention dirige nos recherches, elle ne nous laiſſe appercevoir les faits que par le côté qui ſemble préſenter un appui à l'erreur qui nous a ſéduit. Plus attachés à nos opinions, que ſenſibles à la vérité, nous saisissons avec précipitation les fausses apparences qui les favorisent ; les plus foibles conjectures ont alors la force des preuves les plus convaincantes.

Le pus que l'on croit qui reflue dans les voyes de la circulation, & qui forme ces abscès, seroit plus actif que les corrosifs, même les plus violens, s'il creusoit en si peu de tems dans un viscere, le foyer où nous le trouvons renfermé ; surtout un foyer bien circonscrit, & quelquefois fort considérable ; c'est-à-dire, un foyer qui n'est pas simplement formé aux dépens de quelques petites portions graisseuses, dont la substance particuliere qui forme le parenchime d'un viscere peut être entremêlée, mais qui est formé aux dépens mêmes de la propre substance du parenchyme, laquelle peut résister davantage à la corrosion du pus. Les matieres sanieuses ou putrides que fournissent les ulceres, peuvent lorsqu'elles retournent, ou qu'elles sont retenues, produire des accidens aussi fâcheux que ceux qu'on impute aux reflux des matieres purulentes, puisque quelquefois ils causent de même en peu de jours la perte du malade. Mais quand la mort suit de si près la suppression de la suppuration de l'ulcere, les matieres qui se déposent sur les visceres, ne causent dans ces parties ni ulceres ni abscès, elles s'infiltrent & se dispersent seulement dans leur substance, elles troublent leur action, & causent dans ces mêmes visceres des inflammations mortelles; mais si ces accidens sont moins pressants & moins considérables, l'inflammation vient à suppuration. On a quelquefois trouvé dans ceux qui meurent, huit ou dix jours, & même plus long-tems après que les premiers accidens de la resorbtion ont paru, des inflammations & des abscès ensemble, tantôt dans le mésentere, tantôt dans les poulmons, le plus souvent dans le foye, & quelquefois dans le cerveau; d'où il paroît que les abscès qui se forment à l'occasion d'une résorbtion sont rarement de simples dépôts produits par la seule collection des matieres repompées, qu'ils sont au contraire presque toujours la suite d'une inflammation causée par ces matieres.

Quelle apparence y a-t-il donc, qu'un pus à l'abri de toute atteinte de dépravation, tel que celui que l'on ſuppoſe que le torrent de la circulation enleve, lorſqu'il manque de couler dans la playe, puiſſe former les abſcès qu'on trouve dans les viſceres de ceux qui périſſent en deux ou trois jours dans des ſuppreſſions de ſuppuration purulente?

Ces abſcès, qui ſans doute, ſont la cauſe de la mort du malade, doivent être auſſi la cauſe de cette ſuppreſſion & de tous les autres accidens qui l'accompagnent, c'eſt la cauſe qu'on a pris pour l'effet, lorſqu'on les a attribués au reflux du pus; car ces abſcès qu'on ne découvre qu'après la mort, ſe forment ſi inſenſiblement qu'on ignore entierement le tems de leur formation. Pigray (*a*) a fait ſur ce ſujet une remarque qui fait aſſez entrevoir que ces abſcès commencent à ſe former dès les premiers tems de la playe. » J'ai vû, dit-il, en parlant » des playes de tête, pluſieurs bleſ- » ſés auſquels il ne ſurvenoit aucun » accident manifeſte, & néanmoins » mourir, même des plus petites » playes, *principalement ceux à qui la*

(*a*) Liv. 4. chap. 9.

» *fiévre commençoit le troisiéme jour de* » *la blessure*; mais presqu'à tous ceux » qui étoient morts, on trouvoit des » abscès en la substance du foye. « Cette fiévre, qui selon cette remarque, survient dès les premiers tems, même dans les plus petites playes, à ceux qui, à l'occasion de ces playes, meurent d'abscès internes; cette fiévre, dis-je, peut dépendre des premiers mouvemens de la suppuration des playes par l'inflammation, qui ordinairement survient dans ces prémiers tems aux playes, ou par les matieres que ces playes, surtout les playes contuses qui fournissent d'abord une suppuration putride, peuvent renvoyer alors dans la masse du sang, ou bien elle peut dépendre d'une autre cause encore moins remarquable. On ne peut rapporter cette fiévre à des causes aussi cachées, que lorsqu'on découvre ces abscès après la mort des malades, surtout de ceux qui périssent de petites playes, qui d'ailleurs n'entraînent avec elles aucun accident; comme celles qui ont donné lieu à la remarque de Pigray. Ainsi cette fiévre ne peut point nous faire prévoir ces abscès; mais elle peut enſuite nous faire remarquer le tems où ils ont dû vraiſemblablement commencer à ſe former, quoiqu'ils ne faſſent ordinairement périr le malade que pluſieurs ſemaines après les premiers jours de la bleſſure; car ce long eſpace de tems qui s'écoule entre la premiere attaque de cette fiévre, & la perte du bleſſé, eſt une circonſtance qui ſe concile parfaitement avec la durée de ce genre d'abſcès cachés & indolens; qui dans d'autres cas ſe forment auſſi dans la ſubſtance des viſceres, & qui laiſſent ordinairement vivre les malades pendant un tems aſſez conſidérable, parce que ce n'eſt que par la dépravation que le pus acquiert par un long croupiſſement dans un lieu où l'air n'a point d'accès, que ces abſcès deviennent mortels.

La propre ſubſtance du cerveau, du poulmon, du foye, de la rate, &c. eſt très-peu ſenſible : (*a*) C'eſt pourquoi la plûpart des abſcès s'y for-

(*a*) La Motte donne, dans ſes Obſervations de Chirurgie, des preuves bien déciſives de l'inſenſibilité du foye, du moins de ſa partie convexe, obſ. 49 & 238. Nous avons parlé dans le premier volume des Mémoires de l'Académie de Chirurgie, de l'inſenſibili-

ment ſans qu'on s'en apperçoive par aucune douleur, ils ſeroient même inconnus ſans l'ouverture des corps de quelques-uns des bleſſés qu'ils font perir. Cependant quand le foyer ſe trouve placé proche des parties membraneuſes fort ſenſibles, qui couvrent ou qui pénétrent ces viſceres, ils peuvent ſe manifeſter quelquefois, même aſſez promptement, par une douleur fort-vive qui eſt excitée dès la naiſſance de ces abſcès par l'inflammation qui les produit, ou dans la ſuite par le pus qui étend ſon foyer juſqu'à ces membranes, & qui a déja contracté quelque acrimonie par ſon ſéjour. Nous avons un exemple du dernier cas dans Meechkren. (*a*) Il ſurvint le vingtiéme jour d'une playe de tête qui n'avoit été ſuivie d'aucun accident remarquable, une violente douleur à

té du cerveau à l'article des playes de ce viſcere. Les abſcès indolens qui ſe forment dans les poulmons, dans le menſentere & dans la rate, prouvent auſſi le peu de ſenſibilité de ces parties. M. de la Peyronie a remarqué fort distinctement l'inſenſibilité de la rate dans des abſcès qu'il a traité dans ce viſcere.

(*a*) Fract. du Crâne, chap. 2.

la région du foye ; la suppuration de l'abscès devint moins abondante, elle diminua de plus en plus, la fiévre s'alluma & fut accompagnée de délire, le malade mourut le vingt-huitiéme jour ; on trouva dans le foye qui étoit fort tuméfié, un abscès qui renfermoit environ une chopine de pus. On remarque sensiblement par la gradation des accidens détaillés dans cette observation, que ce fut l'abscès qui se déclara le premier, & que la suppression de la suppuration & les autres symptômes n'en furent qu'une suite.

Causes prochaines des abscès intérieurs imputés à la suppression de la suppuration.

Les Praticiens ont de tout tems donné la torture à leur esprit, pour trouver la maniere dont ces abscès se forment ; la plûpart croyent qu'ils sont produits par le pus même de la playe qui s'est transporté & déposé sur une partie où il se creuse un foyer dans lequel il se ramasse & forme l'abscès. On comprend bien que nous ne confondons pas ces abscès avec ceux qui se forment par l'infiltration du pus qui passe d'une partie à l'autre à la faveur du tissu cellulaire ; par exemple, le pus des playes & des abscès des lombes qui se glisse quelquefois entre les muscles à travers le tissu des graisses jusqu'aux aînes.

D'autres disent fort-confusément, que ces abscès intérieurs qui sont occasionnés par les playes, dépendent de la simpathie qu'il y a par le moyen de la communication des nerfs entre la partie blessée, & celle où se forme l'abscès. Nous ne nous arrêterons pas à examiner cette opinion, son obscurité ne le permet pas, il faudroit l'interpréter auparavant, nous risquerions de ne pas saisir la véritable idée de ceux qui l'ont avancée, & notre examen n'auroit peut-être pour objet qu'une chimere que nous nous formerions nous-mêmes. Le premier sentiment me paroît avoir toute la vraisemblance imaginable : Mais rigoureusement parlant, il n'est pas prouvé ; je veux dire, que la maniere dont on croit que se forment les absées dont il s'agit, me semble très-possible ; mais qu'on ne nous rapporte aucun fait qui nous assure de sa réalité ; elle ne peut même avoir lieu que dans un cas qui est, lorsque la masse du sang est extrêmement infectée de matieres purulentes ou sanieuses ; mais ce cas est rare dans les playes, surtout dans le commencement, qui est le tems où ces abscès se forment ordinairement ; ce sentiment ne peut par conséquent nous fixer. Ces abscès sont produits immédiatement par une autre cause plus certaine, qui est l'inflammation occasionnée par la playe dans les visceres où se forme l'abscès. Cette cause est incontestable, car ces inflammations s'observent souvent dans les blessés, qui meurent avant que les abscès ayent eû le tems de se former. Le même Auteur que nous venons de citer, (*a*) rapporte qu'un homme mort d'une fracture du crâne le douziéme jour de sa blessure, avoit senti avant sa mort une douleur de côté, suivie de fiévre, de délire, & d'une diminution de suppuration dans la playe. On trouva beaucoup de matieres sanieuses épanchées sous le crâne, tant du côté de la blessure, que du côté opposé, la douleur de côté détermina à examiner le foye où l'on découvrit

(*a*) Meechkren, ibid. chap. 3.

une inflammation considérable qui n'avoit pas encore produit d'abscès. Nous pourrions rapporter beaucoup d'exemples semblables ; mais je les crois trop connus, pour qu'il soit nécessaire que je m'arrête davantage à prouver ces inflammations qui précedent, dans les visceres, les abscès qui s'y forment à l'occasion des playes.

Causes éloignées des abscès intérieurs attibués à la suppression de la suppuration.

Après une si longue discussion, il nous reste encore à examiner si ces inflammations qui produisent les abscès qu'on impute aux reflux des matieres causées par la suppression de la suppuration purulente, sont occasionnées par la simple irritation des nerfs de la partie blessée, qui ont une communication plus intime avec le viscere où se forme l'abscès, qu'avec les autres ; ou si cette inflammation est excitée par quelque matiere irritante que fournit la playe, & qui va s'adresser particulierement à ce viscere. C'est de la résolution de cette difficulté que dépendent les conséquences que l'on peut tirer pour la pratique de toute cette théorie des abscès intérieurs qui sont occasionnés par les playes, & qui causent la suppression de la suppuration avec d'autres accidens, & enfin la mort.

La simple irritation des nerfs à laquelle quelques-uns attribuent ces abscès, est encore une opinion dénuée de preuves décisives; nous ne parlerons pas ici de l'irritation qui se peut faire dans toute l'étendue des parties tendineuses ou aponévrotiques d'une partie blessée, elle n'a point de rapport avec notre sujet; nous nous bornons à celle qui peut arriver par la seule communication des nerfs d'une partie à une autre qui est éloignée, ou qu'on regarde du moins comme séparée de la premiere; l'effet le plus ordinaire ou le plus connu de cette irritation, c'est de produire dans les parties où elle se communique, des mouvemens irréguliers qui troublent ou qui dérangent l'action de ces parties; mais il arrive rarement qu'une telle irritation y suscite des inflammations ni des abscès, lorsqu'elle est excitée dans une partie par une cause différente de quelques matieres fort-irritantes qui se déposent sur une partie, telles sont les matieres de suppuration dépravée, que peut fournir d'abord une playe contuſe, ou qu'elle peut fournir dans la ſuite lorſqu'elle retient des matieres croupiſſantes ; il eſt vrai que dans ces derniers cas, on a remarqué en effet très-diſtinctement, que ſouvent le retour de ces matieres dans la maſſe du ſang, cauſe dans les viſceres des inflammations ſuivies d'abſcès, & il faut convenir auſſi que ce retour ne peut arriver que par réſorbtion ; car que ce ſoit dans une playe contuſe, où le ſang arrêté ſe corrompt, ou que ce ſoit dans une playe où les matieres purulentes croupiſſent & ſe dépravent, ces humeurs vicieuſes ſont repriſes & reportées dans les voyes de la circulation : Ainſi la réſorbtion eſt la ſeule cauſe des abſcès intérieurs occaſionnés par la ſuppuration ; & la ſuppreſſion qui ſurvient dans la ſuite eſt cauſée par ces mêmes abſcès.

La ſuppreſſion de la ſuppuration purulente n'eſt pas toujours occaſionnée par des abſcès ; les irritations qui peuvent être cauſées dans les playes par des corps étrangers, par les bleſſures des tendons, des aponévroſes, pas des panſemens rudes, par du pus ou d'autres matieres dépravées retenues dans quelques sinus de la playe; ces irritations, dis-je, suscitent quelquefois dans les chairs de la playe des dispositions inflammatoires qui interrompent la suppuration. Les fautes que les blessés commettent dans le régime, les passions violentes ausquelles ils s'abandonnent, produisent souvent aussi le même effet avec d'autres simptômes, comme la fiévre, le délire, les syncopes, les convulsions, &c. qui sont plus redoutables que la suppression de la suppuration, par ce que dans ces cas, cette suppression est toujours l'accident le moins fâcheux.

Cure de la suppression de la suppuration purulente.

Lorsque la suppression de la suppuration est causée par une disposition inflammatoire des chairs excitée par quelque irritation, il faut éloigner la cause irritante, & dissiper l'inflammation par des remedes relâchans, tels sont les lotions faites avec l'eau tiéde, ou avec une légere décoction de guimauve ou d'autres plantes émollientes, avec les digestifs les plus onctueux & les plus relâchans. Si l'inflammation est considérable & accompagnée de fiévre, on aura recours à la saignée & à une diéte fort-humectante. Quand c'est le mauvais régime qui a occasionné la suppression, cette cause est plus fâcheuse, il faut y remédier par une diéte sévere, par des lavemens & par de légeres purgations. Si la suppuration a été interrompue par quelque passion violente, & que cette suppression soit accompagnée d'autres accidens fâcheux, on doit s'appliquer principalement à calmer les accidens; & on rappellera la suppuration par les topiques dont nous venons de parler. Les accidens sont quelquefois si considérables & si pressans dans ce dernier cas, que souvent nous n'avons pas le temps d'y remédier. Nous n'avons guere plus de ressource, quand la suppression a pour cause quelque abscès caché dans l'intérieur des visceres. L'art ne peut inspirer que des précautions pour prévenir ces funestes abscès: Ces précautions consistent à éloigner tout ce qui peut favoriser ou causer la résorbtion, il faut surtout y être fort-attentif dès les premiers tems des playes contuses, particulierement des playes d'armes à feu, parce que dans les premiers mouvemens de la suppuration, les chairs écrasées fournissent des sucs dont la corruption est à craindre; c'est pourquoi on doit procurer au plutôt le dégorgement de ces sucs, & s'opposer en même-tems à leur dépravation par des topiques antiputrides. Nous avons parlé ci-devant des principales causes qui peuvent occasionner la résorbtion des matieres purulentes, & des moyens d'y remedier, il n'est pas nécessaire de les rappeller ici, nous remarquerons seulement qu'il ne faut pas attendre que la résorbtion se manifeste par des désordres remarquables pour s'y opposer, parce que souvent elle n'en produit pas d'autres que les abscès que nous redoutons, & dont nous ne sommes ordinairement avertis que par des accidens qui annoncent la mort du malade. Ainsi nous ne pouvons être trop en garde contre une cause qui a des suites si funestes.

Congestion et crudité du Pus.

Les playes qui ont été accompagnées d'une contusion violente & fort étendue, ou d'un étranglement suivi d'un engorgement fort-considérable, ou qui ont souffert une suppuration fort longue & fort abondante surtout avec des croupissemens de matieres, sont ordinairement suivies dans le tems de la régénération d'engorgemens pâteux, qui occupent souvent dans la partie malade, une étendue très-considérable, parce que dans tous ces cas, l'action organique du tissu cellulaire a été si affoiblie, qu'elle ne peut entretenir suffisamment le mouvement & la fluidité des sucs qui parcourent ce tissu. Ces sucs rallentis & épaissis conservent une espece de crudité qu'ils communiquent au pus que fournit la playe.

Cet état de congestion & de crudité présente deux indications. La premiere nous porte à réveiller & fortifier l'action organique des chairs engorgées, on y satisfait par l'application des résolutifs stimulans: On peut, par exemple, se servir d'un cataplasme composé avec les poudres des plantes aromatiques, de semences carminatives, de bayes de geniévre & de laurier, de fleurs de camomille, de ſureau & de melilot cuites avec le vin. La ſeconde, conſiſte à procurer autant qu'il eſt poſſible, par la ſuppuration, le dégorgement du tiſſu cellulaire, par le moyen des déterſifs, & ſurtout par le bain ou par les douches de leſſives de cendre de bois neuf, ou des eaux minerales ſalines ou ſavoneuſes.

Il y a un autre accident de la ſuppuration purulente, dont nous ne parlons pas ici, qui eſt la tranſlation du pus d'un lieu dans un autre, en ſe filtrant ou en ſe traçant des routes inſenſibles dans le tiſſu cellulaire. Cet accident eſt rare, & ne peut arriver que dans certaines parties & dans des cas particuliers que nous expoſerons dans la ſuite par de ſimples obſervations, afin de les preſenter d'une maniere plus ſenſible & plus détaillée.

Ce ſeroit ici le lieu d'examiner la quatriéme ou la derniere indication que nous avons à remplir, pour terminer la cure de la ſuppuration, purulente. Cette indication conſiſte à tarir peu à peu la ſuppuration, pour faciliter la cicatrice qui doit achever la guérison de la playe. Mais comme nous avons encore à parler de la suppuration putride, dont la cure se termine aussi par cette derniere opération de la nature, & que ces deux genres de suppuration peuvent fournir différens cas qui peuvent multiplier & varier les indications, nous ne pouvons nous dispenser de la renvoyer au Traité de la Suppuration putride que nous nous proposons de donner un jour.

FIN.

TABLE

TABLE DES MATIERES.

A

Q v

C.

D.

Le

E.

L.

M.

Pouls

S.

V.

Fin de la Table des Matieres.

www.ingramcontent.com/pod-product-compliance
Ingram Content Group UK Ltd.
Pitfield, Milton Keynes, MK11 3LW, UK
UKHW022323190726
13856UKWH00001B/184

9 782011 953995